DE LA
SPLÉNOTOMIE
CHEZ L'HOMME

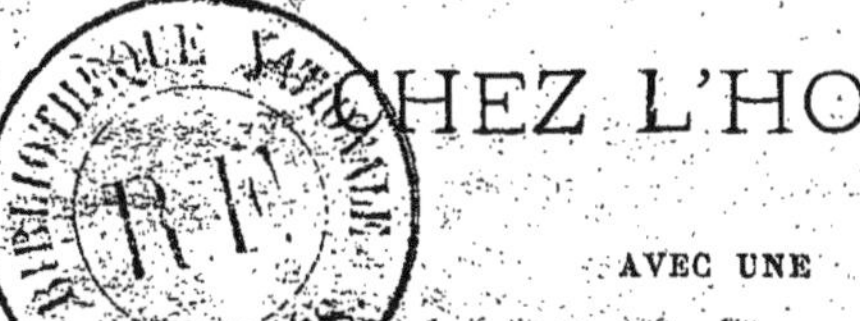

AVEC UNE

ÉTUDE SUR LA PHYSIOLOGIE DE LA RATE

D'après un récent Mémoire de M. Ch. Robin,

ET UNE

NOUVELLE OBSERVATION DE SPLÉNOTOMIE

Pratiquée avec succès par M. le Dr Péan (1876),

PAR

Le Dr Ern. BARRAULT,

Ancien interne à Saint-Lazare.

PARIS

V. ADRIEN DELAHAYE ET Cᵉ, LIBRAIRES-ÉDITEURS,
Place de l'Ecole-de-Médecine.

1876

DE LA

SPLÉNOTOMIE

CHEZ L'HOMME

AVEC UNE

ÉTUDE SUR LA PHYSIOLOGIE DE LA RATE

D'après un récent Mémoire de M. Ch. ROBIN,

ET UNE

NOUVELLE OBSERVATION DE SPLÉNOTOMIE

Pratiquée avec succès par M. le Dr PÉAN (1876),

PAR

Le Dr Ern. BARRAULT,

Ancien interne à Saint-Lazare.

PARIS

V. ADRIEN DELAHAYE ET Ce, LIBRAIRES-EDITEURS,

Place de l'Ecole-de-Médecine.

——

1876

A. M. LE DOCTEUR J. PÉAN

DE

LA SPLÉNOTOMIE

CHEZ L'HOMME

AVANT-PROPOS.

En assistant M. le docteur Péan dans un certain nombre d'opérations de gastrotomie, nous avons eu l'occasion de voir pratiquer .'extirpation d'une volumineuse rate hypertrophiée ; cette opération fut suivie de guérison. C'était le second cas de ce genre appartenant au même chirurgien. Ce fait nous donna l'idée de faire quelques recherches sur l'importance du rôle physiologique de la rate et sur les conséquences qui paraissent résulter de cette mutilation chez l'homme. De là, le présent travail.

Il est divisé en trois parties :

1° Dans la première, nous nons sommes efforcé de passer en revue ce que l'on sait de la physiologie de la rate, de son rôle comme réservoir du sang, de sa fonction comme organe de l'hematopoïése et, enfin, des conséquences qu'entraîne son extirpation. A vrai dire, cette partie est principalement un résumé d'une très-intéressante monographie de M. le professeur Robin, monographie de date récente et qui nous a paru représenter le mieux l'état actuel des connaissances.

2° La seconde partie est consacrée à l'historique de la splénotomie ; à l'appui, nous avons reproduit, en analyse ou *in extenso*, toutes les observations qu'il nous a été possible de réunir. Elles sont au nombre de dix-neuf.

3° Dans la troisième, nous faisons un examen critique des observations qui précèdent. Puis, après avoir brièvement rappelé quels sont les moyens de fixité et les rapports de la rate à l'état normal,

Barrault.   1

nous abordons la discussion de la valeur de la splénotomie et
nous recherchons quelles peuvent être les indications et les contre-
indications de cette opération. Nous avons donné quelque étendue
à l'exposition du manuel opératoire et à celle des principales complications qui peuvent se présenter pendant le cours d'une splénotomie. Enfin, nous terminons par un exposé de l'état dans lequel se
trouvent actuellement les principales fonctions et appareils chez les
deux malades qui ont été splénotomisées par M. Péan. Ce dernier
chapitre est le complément obligé et comme la conclusion de la première partie du travail; en outre, il vient justifier à nos yeux, ce
que nous nous sommes cru fondé à dire des indications, très-bornées
toutefois, de la splénotomie.

I

DE LA DESTINATION PHYSIOLOGIQUE DE LA RATE ; DU DEGRÉ D'IMPOR-
TANCE DE SON INTÉGRITÉ POUR LA CONSERVATION DE LA VIE ET DE LA
SANTÉ.

La rate, pour employer l'heureuse expression de M. Ch. Robin, a
eu son époque fabuleuse durant laquelle elle devint l'objet des hypo-
thèses les moins croyables. Par un effet ordinaire de l'ignorance, on
lui octroya des attributions d'autant plus singulières qu'on était plus
éloigné de soupçonner le rôle qu'elle pouvait être destinée à remplir
C'est ainsi que, en raison des tendances des doctrines régnantes, on
la représenta tour à tour comme l'organe destiné à entretenir la cha-
leur de l'estomac pour la coction des aliments, comme le générateur
de l'atrabile, la source d'un suc excitateur des mouvements du cœur
(Perrault), du mouvement des articulations (Clopton-Havers). Mead
lui donna pour fonction d'adoucir la bile, et Harvey, le sang. Ce sont
là autant de tributs payés au règne de la doctrine humorale. Pline lo-
gea dans la rate le siége du rire, opinion dont on retrouve la trace
dans le langage vulgaire ; Van-Helmont, la haussant en dignité, y
plaça l'âme sensitive. D'autres la firent présider à la mélancolie, aux
fonctions de reproduction, au sommeil, à la production des acides de
l'estomac. Plus tard, les préoccupations des médecins changeant d'ob-
et, Krauss veut voir, dans la rate, un ganglion nerveux (1817), et

au moment où les effets de l'électrité préoccupent tous les esprits, J. Artaud, un organe électrique (1828).

Si toutes ces opinions ne peuvent plus guère avoir qu'un intérêt historique, elles sont bonnes, du moins ,pour marquer les étapes parcourues. Aujourd'hui, la destination physiologique de la rate est loin d'être complétement élucidée, mais le rôle de cet organe, s'il n'est encore entièrement défini dans ses effets et dans ses moyens d'action, est, au moins, soupçonné quant à son ensemble : la rate est un organe de l'hématopoïèse. Bien qu'on n'ait pu jusqu'ici reconnaître ou isoler un principe spécial engendré par cet organe ; bien qu'on n'ait pu acquérir une connaissance suffisante des différences que présentent dans leurs qualités, avant leur entrée dans la rate et après leur sortie, les liquides qui la traversent et sont soumis à son action, on paraît pourtant fondé à émettre une telle hypothèse en s'appuyant sur la structure intime de la rate et sur la connaissance des propriétés des tissus qui la composent. On fait en ceci, il est vrai, un raisonnement par analogie devant aboutir plutôt à des présomptions qu'à une certitude. Mais ces présomptions semblent assez motivées pour permettre de déduire dans quelle direction il convient surtout de tourner les recherches et dans quelles limites de les circonscrire.

Nous n'avons pas la prétention d'indiquer ni de résumer toutes les recherches qui ont été entreprises, dans ces derniers temps, sur la rate et sur ses fonctions. Nous plaçant à un point de vue infiniment plus restreint, nous nous bornerons à n'envisager que les questions qui nous paraissent présenter des rapports directs avec l'étude qui doit faire plus particulièrement l'objet de ce travail. Pour ces recherches, nous nous laisserons principalement guider par la remarquable exposition de la physiologie de la rate publiée récemment par le professeur Robin dans le *Dictionaire encyclopédique des Seiences médicales* [1], exposition dans laquelle se trouvent consignées et discutées toutes les opinions de quelque importance et qui nous paraît représenter le mieux l'état actuel des connaissances.

Trois points nous occuperont donc spécialement :

1º Du rôle que joue la rate comme réservoir du sang relativement à la circulation hépatique et générale ;

2º De ses usages comme organe glandulaire modificateur du sang ;

3º Rechercher le degré d'importance de ses fonctions, au point de

---

1. 3ᵉ Série, t. II, 2ᵉ partie. Art. Rate, p. 411.

vue de la conservation de la vie et de la santé et jusqu'à quel poin t il est nécessaire que d'autres organes viennent la suppléer, lorsqu'elle fait défaut.

Ne pouvant donner de la fonction de la rate une définition précise, que l'étendue des connaissances acquises ne comporte pas encore, M. Robin expose en ces termes le rôle qu'il croit être dévolu à cet organe :

« Par sa structure manifestement glandulaire, par la manière dont le sang la traverse continuement, la rate ne peut pas ne pas faire subir à celui-ci certaines modifications en rapport avec la constitution intime, particulière, du tissu traversé, auquel le plasma emprunte d'une part et cède inévitablement de l'autre quelques principes immédiats. Malheureusement ces principes-là, nécessairement formés par le tissu glandulaire splénique, restent encore tout à fait indéterminés. Les nombreux lymphatiques prenant origine dans la rate, ne sauraient ramener non plus un liquide semblable à celui des autres viscères et indifférent pour la composition de la lymphe et du chyle versés dans le réservoir de Pecquet. Mais, ici encore, la constitution de cette lymphe est inconnue, en ce qu'elle a de spécial. La quantité de cette dernière et l'intensité des actions glandulaires spléniques varient certainement avec les différences de réplétion et d'évacuation sanguine que présente la rate.

« Quelque mal déterminé que soit cet ordre des usages de la rate, ces actes glandulaires constituent la partie la plus permanente de ses actions physiologiques.

« En tant que glande, la rate n'a aucune influence directe sur les solides de l'économie, sur les éléments anatomiques; elle n'en a pas et ne peut en avoir, ainsi que toutes les autres, que sur les liquides, sur les plasmas sanguin et lymphatique, mais nullement sur les cellules qu'ils tiennent en suspension, contrairement à ce qu'admettent beaucoup d'auteurs. »

En résumé, et d'après M. Robin, la rate, comme les autres glandes vasculaires, la thyréoïde, les capsules surrénales, le thymus, si elle n'a pas d'usage spécial, doit avoir des usages généraux. La suppression de ceux-ci, pour ne pas se faire sentir d'une façon immédiate, ne doit pas rester pour cela sans influence. Ces usages généraux doivent consister en des modifications que le tissu de la rate fait subir au sang, à la lymphe et au chyle qui la traversent, et, si peu définies que soient encore ces modifications, elles lui paraissent indiscutables. Nous avons déjà vu que le savant histologiste insiste sur cette opinion qu'elles portent uniquement et qu'elles ne peuvent porter que sur les liquides et nullement sur les éléments anatomiques. Quant à ce que sont en elles-mêmes ces modifications qui doivent résulter de la suppression de la rate, si on ne les a pas encore découvertes, c'est peut-être qu'on ne les a pas recherchées là où on pourrait les rencontrer. A l'appui de cette vue théorique, M. Robin indique que, en tant que modificateur du plasma de sang, les usages de la rate doivent se rapporter surtout à ceux du foie; en conséquence, les usages du foie doivent être les premiers modifiés à la suite de l'extirpation de la rate, finalement ce serait surtout le tissu du foie qu'il conviendrait d'examiner à la suite des ab‘ations anciennes de la rate.

Maintenant quelle voie suivre pour s'assurer pendant la vie des modifications que la rate fait subir au sang? L'agent spécial de modification reste insaississable, cette glande n'ayant pas de canal excréteur et l'analyse de son parenchyme sécréteur n'ayant pu être faite suffisamment jusqu'ici; la seule ressource réside donc seulemens dans l'analyse comparative des liquides que reçoit la glande et qui en sortent, sang et lymphe. Par leur analyse uniquement, on pourra parvenir à découvrir cet agent ou, tout au moins, à juger de ses effets.

De déduction en déduction, M Robin arrive à cette conclusion importante pour notre étude, que si les influences sont de l'ordre des actions lentes et indirectes, qui peuvent être suspendues ou supprimées sans inconvénient immédiat très-prononcé, on aurait tort de penser qu'elles sont superflues ou inutiles. Pour lui, se fondant sur la grande analogie du réticulum et sur la presque identité des épithéiiums dans la rate et dans les ganglions lymphatiques, il serait très-porté à admettre que « la rate exerce sur le sang une action de même ordre que celle que ces derniers organes exercent sur la lymphe » et cette action, il la suppose, au fond, d'ordre chimique.

Ces considérations générales sur le rôle de la rate établies, abordons maintenant en particulier l'examen de chacune des trois questions que nous avons posées plus haut.

1° Du rôle de la rate comme réservoir du sang ;—variations de volume qu'elle présente.

De tous les organes de l'économie, la rate est celui qui présente les plus fréquentes variations de volume. M. le professeur Sappey s'est assuré que le poids moyen d'une rate humaine étant de 195 grammes, le poids d'eau nécessaire pour la distendre après qu'elle était revenue sur elle-même est d'environ 30 grammes. M. Robin tient ce résultat pour exact, mais il a vu que ce poids d'eau étant injecté et la surface de la rate étant devenue unie, on pouvait encore faire pénétrer *par pression* une quantité d'eau variant entre 175 et 190 grammes sans provoquer la rupture de la tunique propre de l'organe. M. Goubaux a fait une semblable expérience sur la rate du cheval, et est arrivé aux mêmes résultats.

A l'état normal, on a constaté sur la rate deux grandes causes de variations de volume : l'une se rapporte à l'effort, sous quelque forme qu'il se produise, la seconde à l'influence de la digestion.

a. Influence de l'effort. Tout effort assez prolongé pour diminuer l'afflux du sang dans le cœur droit amène un retard dans l'écoulement du sang spléno-hépatique : la veine cave inférieure dilatée au maximum ne peut plus admettre le sang des sus-hépatiques (Beau) ; il y a retard pour le sang de la veine porte, qui ne traverse plus aussi vite le foie, et la rate se distend secondairement à cette influence.

Contrairement à l'opinion de Morgagni, il paraît résulter des expériences de MM. Robin, Laborde, et Legros que la rate augmente de volume pendant les efforts du vomissement.

Le même fait se produit lorsqu'on ouvre l'abdomen d'un animal vivant, soit qu'il résulte de la gène de la respiration et de la circulation, soit de la diminution de la pression intra-abdominale de veines (Colin).

M. Vulpian a constaté que les saignées répétées ou l'anémie font augmenter le volume de la rate, qui ne diminue qu'à mesure que l'anémie disparaît. M. Robin a noté ce même fait sur des chiens tués lentement par hemorrhagie artérielle.

Au contraire, la quinine et ses sels amènent le resserrement de la rate par la contraction de ses fibres musculaires. D'après Defermon, le camphre et l'acétate de morphine agiraient de même[1]. La stry-

Bull. des Sc. méd. Paris, 1844, t. I, p. 114.

chnine à faible dose a une action identique (Ségalas). A dose toxique,
elle détermine une ampliation causée par les couvulsions tétaniques.
Ici encore l'obstacle vient du foie et du retard que le sang éprouve
dans la veine porte. L'oblitération cirrhotique des réseaux capillaires du foie provoque une distension de la veine splénique et de
ses subdivisions profondes et à la longue une ampliation persistante
de la rate avec ou sans hypertrophie fibreuse des trabécules et de
l'enveloppe (Robin).

La rate, étant élastique et contractile (Cl. Bernard[1]), tend à revenir à son volume normal dès que, l'effort ayant cessé, le foie commence à se dégorger du sang qu'il contient. Beau admettait que cette
contraction de la rate, qui se produit dès qu'un effort provoque son
ampliation, n'était pas un fait purement passif. Il y voyait un phénomène actif et un moyen de renforcement pour accélérer, au moyen
d'une impulsion lente et continue, le passage du sang au travers des
capillaires hépatiques. Sans aller aussi loin, M. Robin partage cette
manière de voir au sujet de la contractilité de la rate et il admet que
si on trouve la glande augmentée dans la fièvre typhoïde, le char-
bon, les accès fébriles intermittents répétés, c'est sans doute qu'un
trouble nutritif a été assez prolongé ou assez intense pour ramollir
les fibres élastiques ou amener l'hypertrophie du tissu glandulaire.

b. Influence de la digestion. — Si la rate joue le rôle de réservoir
et jusqu'à un certain point, en vertu de sa contractilité, d'appareil
de renforcement capable d'agir par *vis a tergo* sur le sang *retardé*
dans le foie et dans la veine porte, durant l'effort, il est une période
du travail de la digestion où l'ampliation de la rate doit aussi se
produire et où la contractilité de la rate doit également entrer en
jeu pour aider à la progression du sang et des produits chylifiés.
Bordeu[2], le premier, 1752, aurait proposé cette explication, acceptée depuis par Broussais[3], Hodgkin, Leuret et Lassaigne, Dobson.
Ce phénomène ne se produit qu'au moment de l'absorption des boissons et du chyle. Dobson a pu s'assurer sur des chiens que l'ampliation de la rate ne commence que vers la quatrième heure après
le repas, et qu'elle atteint son summum vers la cinquième. Passé ce
délai, elle diminue et ne contient que peu de sang après douze heures
d'abstinence. Beau allait plus loin encore. Il représentait la rate

1, *Soc. de biologie*, année 1849, p. 56.
2. *OEuvres complètes*, t. I, p. 181.
3. Mém. de la Soc. méd. d'émulation, t. VII, p. 1 et t. VIII, p. 90.

comme un agent contractile d'impulsion, comme « un cœur multi-
loculaire susceptible, pour ainsi dire, de s'improviser toutes les fois
que la colonne du sang porte était entravée dans son mouvement ».
Opinion que M. Robin apprécie en ces termes : « Il y a là une
exagération dans l'expression d'un fait qui pourtant est vrai[1]. »
L'augmentation de volume de la rate se produit bien plus rapidement lorsque l'estomac est rempli seulement de boisson, ce qui a
été vérifié expérimentalement par Home et Goubaux ; elle peut
même devenir persistante chez les grands buveurs de profession,
aux dires de Dobson et de Bartholin.

En résumé, la rate présente de fréquentes variations de volume.
On constate son ampliation toutes les fois que la colonne du sang
porte est entravée dans son mouvement, et elle devient alors un
réservoir. Ce phénomène se produit dans deux cas : à la suite d'efforts prolongés — au moment où les produits de la digestion sont
restés dans le torrent circulatoire. L'ampliation de la rate a pour
premier effet de diminuer l'encombrement du foie et des vaisseaux
portes, et pour second résultat, en vertu de la contractilité dont elle
est douée, de concourir dans une certaine mesure à la progression
du sang dans les organes engorgés.

2° Des usages de la rate comme organe glandulaire modificateur du sang.

Cette partie de la physiologie de la rate, qui serait la plus importante à connaître, est malheureusement celle qui a excité le plus de
dissentiments parmi les physiologistes.

Le réseau de lamelles fibreuse, qui forment la charpente de la
rate, en s'entrecroisant entre elles, circonscrivent une multitude de
cellules communiquant les unes avec les autres. Les vaisseaux arté-
riels circulent dans l'épaisseur de ces lamelles de cloisonnement ;
devenus capillaires, ils s'épanouissent dans la pulpe de la rate ; les
veinules s'épanouissent de même. Ces deux ordres de vaisseaux sont
réunis par un réseau serré de canalicules sur lesquels on observe la
transition de l'épithelium artériel à l'épithelium si caractéristique de
la veine splénique (Robin).

Durant le séjour, plus ou moins long, que le sang fait dans ce

1. *Loc. cit.*, p. 421

réseau, ils se trouve au contact des corpuscules de la rate ou de Malpighi et des epitheliums. C'est durant ce contact que s'effectuent sans doute les modifications que subit le sang. Mais en quoi consistent ces modifications.

Nous avons déjà vu que le seul moyen de s'en rendre compte consistait à rechercher s'il y a une différence appréciable entre le sang apporté par l'artère splénique et celui que la rate transmet à la veine splénique. Or, c'est précisément sur les résultats de cette comparaison que les physiologistes ne sont plus d'accord. Ainsi pour M. le professeur Béclard, on constate dans le sang de la veine splénique une diminution des globules rouges (cent trente-six parties de globules au lieu de cent cinquante constatées dans la veine jugulaire du même animal pour mille parties de sang) et comme conséquence de cette diminution des globules, une augmentation proportionnelle dans la quantité des éléments organiques du sérum, notamment de la fibrine. La diminution des globules rouges dans le sang qui revient de la rate serait proportionnelle à la richesse du sang en globules : considérable chez les animaux bien nourris, presque nulle chez ceux qui sont soumis à l'inanition. MM. Gray, Moleschott, Stinstra soutiennent une opinion identique. M. Stinstra, poussant même sa conclusion jusqu'à son extrême limite, dit qu'il a pu s'assurer expérimentalement que les animaux auxquels il avait enlevé la rate pouvaient supporter la privation des aliments plus facilement que ceux qui n'avaient pas subi cette mutilation. Nous reparlerons de cette opinion (voyez p. 17).

D'un autre côté MM. Kölliker, Schönfeld, Donné, Billard attribuent à la rate le pouvoir de former des globules. M. Kölliker pense qu'elle forme des globules blancs, qui peuvent devenir rouges dans la rate, le foie et la masse du sang. MM. Hirt et Vierordt ont cru reconnaître également la formation de globules blancs dans la rate. Au contraire, M. Hollander envisage ces globules blancs comme une des phases de la destruction des globules rouges dans la rate. MM. Kühne et Malassez admettent aussi que la rate sert à détruire les globules rouges et à former des lencocytes dont dérivent les hématies. Une opinion défendue par Hewson, M. Donné et Virchow consiste à dire que la rate transforme, au contraire, les globules blancs en globules rouges, si bien que lorsque le pouvoir transformateur de la glande vient à être aboli, dans l'hypertrophie splénique par exemple, on constate, dans le sang, l'augmentation de nombre des globules blancs.

M. Robin, dont nous avons choisi la récente monographie pour nous guider au milieu de ces opinions si opposées, déclare n'avoir pu saisir dans la rate d'aucun animal, ni dans sa veine splénique un seul leucocyte en voie de passage à l'état discoïde et de coloration rouge. Il pense que les phases de transformation décrites par Hewson et M. Donné doivent être le résultat d'examens faits avec des grossissements trop faibles. Il fait observer, en outre, que si l'hypertrophie empêchait cette transformation, à plus forte raison l'ablation de la rate devrait-elle avoir pour effet de rendre le sang leucocythémique; or, il a pu s'assurer depuis longtemps que, dans ce cas, le nombre des leucocytes n'augmente pas sensiblement. Pour tous ces motifs et pour d'autres que M. Robin accumule en grand nombre, il revient donc à son opinion déjà exprimée que : « Les faits plaident plus en faveur du rôle de la rate comme modificateur du plasma que comme formateur des globules rouges ou blancs[1]. »

En résumé, « rien n'empêche, dit M. Robin, de supposer que le rôle sécrétoire rempli par le parenchyme splénique intervasculaire ne puisse avoir une influence modificatrice telle sur le plasma sanguin que la génération des leucocytes aussi bien que des hématies soit favorisée par elle. Le séjour du sang dans la rate gonflée peut aussi être considéré comme une condition favorable à cette génération ne se rencontrant pas au même titre dans les autres organes de l'économie; mais jusqu'à présent ce ne peut être qu'une hypothèse à laquelle manquent les preuves directes[2]. »

Quant à l'opinion des auteurs qui prétendent que l'hypertrophie de la rate, portant sur la trame et les épitheliums, aurait pour effet soit d'augmenter l'activité d'action de l'organe, soit d'augmenter certaines activités, comme de former des globules blancs, et d'en diminuer d'autres, comme la transformation des leucocytes en hématies, M. Robin la repousse comme irrationnelle et contradictoire. Irrationnelle, en ce que l'hypertrophie d'une glande, comme la rate, ne peut avoir pour effet que de faire cesser l'accomplissement de ses actes secrétoires et non de les accroître; contradictoire, en ce sens qu'elle tendrait à faire admettre qu'il y aurait en même temps cessation de la transformation des globules blancs en globules rouges et exagération de la formation des globules blancs.

<hr>

1. *Dict. eno. des sc. méd.*, 3e Série, t. II, p. 431. — 2. *Ibid.* p. 432.

« C'est donc bien, dit en terminant M. Robin, à des perturbations des usages de la rate et des glandes lymphatiques amenées par leur hypertrophie que sont dues les modifications du sang dans les leucocythémies et l'adénie, mais à des perturbations sécrétoires d'ordre moléculaire portant primitivement sur les plasmas sanguin et lymphatique et non sur les globules, dont au contraire les caractères ne diffèrent pas notablement de ce qu'ils sont sur les cellules du sang normal[1]. »

3° Effets physiologiques résultant de l'extirpation de la rate.

Si les modifications organiques qui peuvent résulter de l'extirpation de la rate doivent, par l'intermédiaire du sang, retentir sur toute l'économie, il est toutefois certains appareils et certaines fonctions qui ont été signalés comme pouvant plus particulièrement présenter des changements qu'on attribuerait à la mutilation subie. Nous allons les passer en revue.

Disons d'abord que, pour ce qui est de la conservation de la vie et du maintien de la santé générale, au moins pendant un certain temps, le fait est suffisamment établi par les très-nombreuses expériences tentées sur les animaux par les physiologistes et par le groupe des splénotomies·pratiquées avec succès sur l'homme. De là cette conclusion acceptée à peu près par tous les auteurs que la rate n'est pas un organe indispensable, ce qui est très-loin de signifier qu'elle soit inutile pour cela.

L'absence d'influence immédiate étant avérée, reste à savoir si cette innocuité se poursuit pendant un temps indéfini et si la splénotomie est sans effet sur la durée de la vie des êtres qui l'ont subie ? Ici toute réponse absolue nous paraîtrait hasardée, les faits faisant défaut. Il est positif que des animaux dératés ont pu être conservés pendant des années, avec toutes les apparences de la santé, mais l'expérience a-t-elle été poursuivie pendant un temps assez long. L'observation des malades splénotomisés, plus facile à faire, eût été tout autrement concluante ; malheureusement, les observations que nous connaissons sont fort incomplètes sous ce rapport. Si, dans le

1. *Loc. cit.*, p. 434.

petit nombre de celles dans lesquelles les suites éloignées sont notées [1] on ne découvre rien qui puisse donner à penser que la suppression de la rate ait eu des conséquences bien préjudiciables pour l'organisme, on a aussi le regret de perdre les malades de vue au bout d'un temps trop court. Nous tenterons de nous mettre à l'abri d'un semblable reproche en donnan', à la fin de ce travail, un exposé de l'état dans lequel se trouvent les deux opérées de M. Péan, notamment la première, dont l'observation devient importante, puisqu'elle a maintenant neuf ans de date (septembre 1867).

Malpighi le premier, et presque tous les expérimentateurs après lui, ont dit que les animaux dératés présentaient une augmentation de l appétit. Dalton et A. Flint auraient remarqué en outre sur les chiens une tendance à la dépravation de l'appétit et à la férocité. Ces faits n'ont pas grande signification puisqu'on les a observés également à la suite d'autres mutilations, l'extirpation du rein par exemple.

Suivant Denis, Dobson, Van Deen, Stinstra et M. Colin, l'augmentation de l'appétit se traduirait, chez les mêmes animaux, par une tendance à l'engraissement. Schiff a vu que le suc pancréatique est dépourvu de ferment à la suite de l'extirpation de la rate ; M. Robin, sans contester autrement ce fait, fait observer qu'il est fort possible que l'artère pancréatique ait été lésée pendant l'opération. Schiff avait également constaté que le suc gastrique est augmenté d'activité ; Heusinger dit l'inverse. Mais on s'est assuré depuis que cette dernière opinion est controuvée et rien ne prouve non plus que la première soit plus fondée.

Le seul fait positif, c'est que, chez les animaux dératés, les digestions restent habituellement bonnes et que la nutrition ne paraît pas souffrir. Il semble en être de même chez l'homme. Quant à l'augmentation de l'appétit chez ce dernier, elle n'a été constatée jusqu'ici que dans le cas de Schulz et d'Adelmann.

Dobson a dit que les animaux dératés ne pouvaient pas prendre

---

1. L'operé de Mathias (Obs. 1), est encore très-bien portant six ans après l'opération, à l'époque où fut publiée l'observation. — La malade de Ferrerius (Obs. II), quoique très-épuisée au moment où elle subit la splénotomie, devient grosse, accouche à terme et succombe au bout de cinq ans à des accidents qui paraissent sans rapport avec la suppression de la rate. Notons pourtant que le foie était augmenté de volume. — Le malade de Berthet (Obs. VI), survit treize ans et demi à la splénotomie. Il succombe à une pneumonie. — Adelman note que l'opérée de Schulz (Obs. VII), dont il recevait des nouvelles tous les quinze jours, se conserve en bonne santé.

des repas copieux et abondants sans éprouver immédiatement après des signes de malaise, de la torpeur, des gémissements, de la dyspnée, des urines fréquentes et finalement sans dépérir assez rapidement, accidents qui ne se produiraient pas lorsque l'animal mange souvent et peu à la fois. Quelques phénomènes de cet ordre sont à noter sur l'homme, dans certaines observations. Nous aurons à revenir sur ce point.

Dans l'hypothèse que la rate serait l'organe formateur des globules du sang, on a admis qu'elle devait être suppléée dans cette fonction par d'autres organes, particulièrement par les ganglions lymphatiques, lorsqu'elle avait été enlevée. Mayer, Führer et Ludwig avaient constaté l'augmentation du volume des ganglions lympathiques (abdominaux, pectoraux, cervicaux, céphaliques) sur des animaux splénotomisés. M. Vulpian ayant fait l'autopsie d'un chien privé de rate depuis six ans, reconnut que les ganglions lymphatiques dits d'Azelli et ceux du voisinage du canal inguinal étaient seuls hypertrophiés. Mais il a constaté que la proportion des globules rouges et blancs du sang était normale, de même aussi la quantité du caillot. Le foie était normal et contenait du sucre. Legros s'est assuré que toutes les fois qu'une mutilation était faite sur le tube digestif ou sur un de ses annexes (rate, pancréas, intestin, etc.) on pouvait rencontrer parfois une hypertrophie des ganglions lymphatiques abdominaux pendant les deux ou trois premiers mois qui suivent l'opération; mais dans les mois suivants, les ganglions reviennent à leur volume habituel. M. Colin est arrivé au même résultat.

Parmi les opérations de splénotomie pratiquées sur l'homme, il n'est parlé d'hypertrophie des ganglions lymphatiques que dans l'observation de Schulz et Adelmann. La malade présenta une hypertrophie des ganglions axillaires gauches qui, après deux mois, avaient le volume d'une noix. Le fait était-il réellement imputable à l'ablation de la rate ? C'est peu probable, puisqu'on ne retrouve ce phénomène dans aucun des autres cas. Le docteur Bazille, qui ne connaissait que l'observation d'Adelmann, a soigneusement examiné l'état des ganglions sur son Arabe splénotomisé et il déclare n'avoir pu découvrir aucune hypertrophie appréciable. Il n'en existe pas davantage ni sur l'une ni sur l'autre des opérées de M. Péan.

A l'encontre de l'opinion de Stinstra, M. Béclard crut remarquer que les animaux dératés résistaient mal aux causes d'affaiblissement.

M. Legros vérifia cette question en instituant une série d'expériences et reconnut qu'une cause de débilitation à laquelle résistait un animal ordinaire tuait sûrement un animal de même espèce dépourvu de rate. Pour lui ce fait n'est pas douteux. « Il est probable, ajoute M. Robin, que l'exagération de l'appétit, très-manifeste chez tous les chiens et les rats, résulte du besoin de réparer incessamment les forces. » M. Legros a constaté encore, comme Jolyffe, que la fécondité des animaux dératés (rats) ne paraissait pas atteinte et que l'ardeur avec laquelle ils se livrent à l'acte reproducteur semblait même considérablement accrue.

Nous ne saurions mieux faire, en terminant, que de reproduire ici les conclusions mêmes de M. le professeur Robin :

« Ces faits de splénotomie, dit-il, prouvent : 1° que la rate joue manifestement le rôle de réservoir restituant bientôt le sang à la circulation hépatique et générale, mais que, en son absence, la veine porte peut le remplir; 2° que ses usages, comme organe glandulaire modificateur du sang, incontestables en ce qui touche le plasma, sont de plus, bien que mal définis jusqu'à présent, d'une importance secondaire, malgré le grand volume de la glande vasculaire; 3° que nulle autre analogue ne vient la remplacer par accroissement de volume et d'activité quand elle a été enlevée. »

II

HISTORIQUE DE LA SPLÉNOTOMIE.

La première expérience, si non d'extirpation de la rate, puisqu'on se borna à lier le paquet des vaisseaux spléniques, mais de suppression de sa fonction, tentée sur les animaux et dont la science ait conservé la trace, remonte à l'année 1669 et fut faite par Malpighi. Était-ce bien la première fois qu'une semblable tentative était faite sur les animaux? Il est difficile de se renseigner sur ce point. Mais, dans le cas de l'affirmative, la première splénotomie dont le souvenir nous ait été transmis aurait alors été faite sur l'homme, en 1549, par Zacarelli et Fioravanti. C'était faire preuve d'une excessive hardiesse, car, dans cette observation sur laquelle nous aurons à revenir, il ne s'agissait de rien moins que d'enlever une rate hypertrophiée après incision préalable des parois abdominales.

Quoi qu'il en soit, il ne peut être douteux que l'expérience de Malpighi n'ait eu un certain retentissement. Soit qu'elle ait eu pour résultat de montrer que la suppression de la rate ne paraissait pas avoir d'influence immédiate sur la conservation de la santé des êtres qui la subissaient, soit qu'elle ait simplement servi à fixer plus vivement l'attention sur une question qui avait pu être agitée précédemment et qui, comme nous le dirions aujourd'hui, redevenait actuelle, il n'en est pas moins vrai que c'est à partir de cette époque que l'on trouve des observations de splénotomie consignées dans les auteurs. Et, qu'on le remarque bien, ces opérations se succèdent à des intervalles relativement courts depuis 1669. La première est de 1678 (cas de Nicolas Mathias)[1] ; la seconde a lieu en 1711 (Ferrerius), la troisième en 1737 (Ferguson), une quatrième est faite six ans plus tard (1743), etc.

Comme il fallait s'y attendre, à part le cas de Zacarelli et Fioravanti, toutes ces premières extirpations de la rate ont été des opérations d'urgence et de nécessité. A la suite d'une plaie pénétrante de l'abdomen, il y avait eu hernie partielle ou complète de la rate ; par suite de l'étranglement et de la tuméfaction de la partie herniée, celle-ci était devenue irréductible. Le chirurgien s'était vu alors contraint d'appliquer une ligature et de laisser tomber et plus souvent d'exciser la partie sphacélée, ne faisant en cela que d'imiter et d'abréger un peu le procédé même de la nature.

Mais, avec la réserve déjà indiquée au sujet de Zacarelli, ce n'est que beaucoup plus tard que les chirurgiens s'aventurèrent à pratiquer la gastrotomie pour extirper la rate malade. La première observation sur laquelle on ne puisse véritablement conserver aucun doute est celle que Quittenbaum pratiqua en 1836. Puis viennent par ordre de date celles de Küchler (1855), de M. Spencer Wells (1866), la première opération de M. Péan (1867), la première de M. Kœberlé, qui, hésitant jusque-là, se décida après avoir constaté le succès obtenu par son confrère de Paris (1867), une seconde tentative de M. Kœberlé en 1874, enfin, une seconde splénotomie de M. Péan (avril

---

1. Toutefois, on verra en lisant cette Observation, que si N. Mathias ne parut pas hésiter un instant à pratiquer la splénotomie, un médecin qu'il appela en consultation se montra d'un avis opposé, les auteurs ne lui ayant pas appris qu'on pût vivre sans rate.

1876), dont nous donnons plus loin l'observation restée inédite jusqu'à ce jour.

Ainsi, pour ces observations de splénotomie, il y a deux groupes de faits bien distincts relativement aux causes qui ont décidé les chirurgiens à extirper la rate et au manuel opératoire suivi.

Au premier groupe appartiennent les splénotomies qui ont été entreprises à la suite d'une plaie pénétrante de l'abdomen sur un organe partiellement ou complétement hernié et devenu irréductible (*splénotomie forcée*).

Dans le second, au contraire, il convient de ranger toutes les observations d'extirpations de rate faites par ia gastrotomie et de propos délibéré après un diagnostic plus au moins certain (*spl. voulue*).

C'est cette division qui a été déjà adoptée par les différents auteurs qui ont écrit sur ce sujet et notamment par M. le docteur Magdelain dans son excellente thèse [1]. Elle est trop rationnelle pour que nous ayons rien à y changer.

Comme on le peut prévoir, les observations qui rentrent dans le premier groupe sont les plus nombreuses ; il est vrai qu'elles correspondent à la période de temps la [plus étendue, environ deux siècles. M. Magdelain avait pu en réunir neuf cas en 1868 ; nous en avons trouvé deux autres pour les huit années qui ont suivi : l'un en Allemagne et l'autre en Algérie. Au total onze splénotomies qui, chose singulière, aboutirent toutes à la guérison. Ce résultat est assez étonnant pour qu'on puisse se demander si on n'aurait pas pris le soin de ne publier que les observations couronnées de succès et de taire les cas qui ont eut une issue fatale.

Les observations qui rentrent dans le second groupe sont un peu moins nombreuses, huit seulement ; mais elles sont espacées dans un temps bien plus court, puisque, en laissant de côté celles de Zacarelli, nous avons pu en relever sept en soixante ans, dont cinq rien que pour ces dix dernières années. Ce n'est pourtant pas que la tentative faite par M. Spencer Wells, en 1865, ait trouvé de grands encouragements de la part des chirurgiens ; mais n'anticipons pas.

Nous ignorons absolument par suite de quelles considérations Quittenbaum, en 1836, et Küchler, en 1855, se décidèrent à entreprendre la splénotomie. Mais fort heureusement, M. Spencer Wells (en 1866), sachant sans doute combien les moindres détails peuvent devenir précieux lorsqu'il s'agit de tracer l'histoire de la science, n'a pas gardé le même silence. Il rapporte que, assistant en 1862 à une

séance de la Société pathologique, il vit le docteur Nann présenter
une rate de 13 livres et demie, altération qui paraissait avoir suffi à
elle seule à entraîner la mort du malade. L'idée d'extirper la rate
atteinte d'hypertrophie se présenta aussitôt à son esprit et il demanda
« si, dans ce cas (où le malade avait été tué par sa tumeur splénique
et par rien autre chose), on avait agité la question de l'extirpation
de cet organe par une opération chirurgicale. » M. Spencer Wells
avoue qu'il ignorait à cette époque que cette opération eût jamais été
faite. Il fut bientôt tiré de son erreur en recevant du docteur Simon
(de Rostock) un mémoire sur la splénotomie chez l'homme[1].

Ce travail de Simon, dont nous n'avons pu nous procurer l'original
et qui ne nous est connu que par une analyse de la collection biblio-
graphique de Canstatt's, n'apportait pas une réponse encourageante
à sa question. Simon ne citait que les deux observations de Quittenbaum et de Küchler, toutes deux suivies de mort. Il réprouvait
ces deux opérations et rejetait la splénotomie parce que : 1° il considérait l'opération comme très-dangereuse ; 2° la privation de la rate
doit apporter des troubles graves dans l'hématopoïèse ; 3° l'hypertrophie de la rate ne menace jamais la vie à bref délai (mais si
longs que soient les délais, n'atteignent-ils donc pas à une période
ultime ?) ; 4° la splénotomie ne serait justifiable que comme ressource
dernière dans des cas exceptionnels : étranglement interne, rupture
de la rate. (En présence de ce dernier accident, nous craindrions
fort que « la ressource dernière » n'arrivât un peu tard.) Au contraire, Simon acceptait plus volontiers, quoique toujours avec une
grande réserve, les splétonomies sur les rates herniées et devenues
irréductibles à la suite de plaie pénétrante de l'abdomen.

L'énergique réquisitoire de Simon contre la splénotomie ne décida
pas M. Spencer Wells à abandonner son idée. D'un autre côté, ce
dernier sut se défendre de tout entraînement. Dans l'automne de 1863,
il est consulté par un malade qui porte une hypertrophie de la rate
et qui réclame l'opération. Il l'examine avec les docteurs Jenner et
Ranald (Martin), constate un état avancé d'anémie, un excès de globules blancs, et refuse d'intervenir. Le malade mourut au bout de
dix-huit mois. Ce n'est que trois années après la séance de la Société
pathologique, en novembre 1865, que M. Spencer Wells mit son
projet à exécution. Nous ignorons quel accueil cette tentative hardie

---

1. *Die Extirpation der Milz an Menschen.* Giessen, 1857.

reçut en Angleterre ; mais les appréciations que nous avons pu en retrouver dans la presse médicale française étaient, en général, fort peu encourageantes, quelques-unes mêmes étaient d'une grande sévérité.

Aussi n'est-on que peu surpris de voir que le hasard à peu près seul vint présider à l'opération qui suivit. En 1867, M. Péan, tentant par la gastrotomie l'extirpation d'un volumineux kyste séreux de siége imparfaitement déterminé, reconnaît que le kyste tire son origine de la rate ; il l'enlève ainsi que la totalité de la glande, réduit le pédicule dans le ventre et voit son entreprise couronnée de succès. Il faut convenir que, cette fois, le chirurgien heureux autant qu'habile, fut l'objet d'éloges unanimes.

M. Kœberlé va visiter l'opérée de M. Péan. Lui aussi, comme M. Spencer Wells, a confiance dans la gastrotomie comme méthode générale permettant d'arriver à l'ablation de volumineuses tumeurs intra-abdominales. Il n'hésite plus et tente peu après l'extirpation d'une rate énormément hypertrophiée. Il rencontre des complications plus grandes qu'il ne les avait supposées et voit ses efforts rester infructueux (1867). En 1874, seconde splénotomie du même chirurgien pour un kyste hydatique, opération qui nous est signalée par les Mémoires de la Société de médecine de Strasbourg. Enfin, avril 1876, seconde opération de M. le docteur Péan pour l'extirpation d'une tumeur solide que toutes les présomptions portent à considérer comme développée dans dans la rate.

Nous allons maintenant donner, en les groupant suivant l'ordre que nous indiquions en commençant, un résumé de chacune de ces deux classes d'observations. Nous nous bornerons, dans ces analyses rapides, à mentionner les faits principaux et nous aurons le soin d'indiquer les auteurs qui ont publié les observations *in extenso.*

Auparavant, une dernière remarque au sujet de la première observation de la seconde série, celle qui est attribuée à Zacarelli et Fioravanti. L'authenticité de cette observation, dont la relation est très-écourtée et fort incomplète, a excité les doutes de divers auteurs. M. S. Wells la considère notamment comme peu digne de foi. Nous avons tenu à établir ces réserves et nous ne la signalons que pour ce qu'elle vaut et afin d'être complet. Fioravanti ajoute : « J'ai fait depuis une seconde opération de ce genre. » Mais de deux choses l'une : ou bien il a oublié d'en consigner la relation dans son *Thesaurus,* ou bien ceux qui l'ont cherchée n'ont pas su l'y découvrir. Nous n'en parlerons donc pas.

OBSERVATIONS.

1er GROUPE.

Splénotomies consécutives à des plaies pénétrantes de l'abdomen.

I. *Ablation presque complète de la rate. Guérison.* (Cas de Nicolas MATHIAS. *Ephem. med. physicar.* Déc. II, ann. III, 1684, p. 378. *De exciso liene ex homine, sine noxa.*) En 1678, jeune homme de vingt-trois ans ayant reçu un coup de couteau dans l'hypochondre gauche ; il tombe sur le sol et y reste jusqu'au lendemain. N. MATHIAS se rend auprès du malade, trouve la rate faisant hernie à travers la plaie et ne peut la réduire à cause de son augmentation de volume. Il fait transporter le malade à Colberg. Un médecin appelé en consultation n'est pas d'avis de reséquer la rate, ignorant si elle n'est pas indispensable à la vie. Malgré cela, MATHIAS applique un fil de soie sur la portion de rate herniée, attire le reste au dehors, place une deuxième ligature sur le pédicule ; trois jours après il excise la rate, hémorrhagie sans importance.

Après trois semaines, guérison. Il ne restait de la rate qu'un fragment comme une aveline, faisant corps avec les lèvres de la plaie et auquel aboutissaient les vaisseaux de l'organe. ÆNNIUS qui examina la rate la trouva entière, normale et ne présentant qu'une incision au niveau du hile. Six ans après, lors de la publication du fait, ce jeune homme était devenu père et jouissait d'une excellente santé.

II. *Ablation complète de la rate. Guérison.* (Cas de FERRERIUS). (Fantoni. *De obs. med. et anat.* Epist. I et VI.) Femme de trente ans, d'un tempérament sanguin, ayant commencé à avoir de la fièvre en 1711. On sentit une tumeur à la partie supérieure de l'hypogastre, tumeur dont la consistance et le volume augmentèrent ; le pied et la jambe gauche s'œdématièrent. Tout le mois de janvier, il s'écoula par le vagin un pus fétide. La tumeur diminuait, et pourtant la dureté du ventre et la fièvre persistaient. Quatre mois après, la malade était très-affaiblie ; on fit une incision sur un point fluctuant, à trois travers de doigt à gauche au-dessous de l'ombilic ; un pus fétide en sortit pendant longtemps ; puis la malade se plaignit de douleurs atroces dans l'hypochondre gauche ; l'abcès fusa vers l'ombilic ; il s'y produisit une autre issue, et le pus s'écoula par les deux ouvertures à la fois. La malade était au dernier degré de marasme, quand son médecin, ayant remarqué un corps noirâtre à la grande ouverture de l'ombilic, fit appeler Ferrerius.

Ferrerius jugea nécessaire d'enlever cette masse putréfiée que l'organisme s'efforçait d'expulser. Il l'extirpa en entier sans peine. Elle mesurait huit travers de doigt de long, sur quatre d'épaisseur et deux au moins de largeur. Sa partie antérieure était recouverte d'une enveloppe membraneuse, la partie postérieure était un peu putréfiée, l'intérieur tout à fait semblable au tissu de la rate. La malade se reposa un peu la nuit suivante, recouvra l'appétit. Ce qu'il y a de très-étonnant, c'est que pendant plusieurs jours des aliments mêlés au pus passèrent par l'ouverture de l'abcès. La fièvre cessa peu à peu ; l'ouverture diminua et l'écoulement purulent se modéra. Enfin la malade recouvra les forces et la santé ; les règles reparurent.

Au dire de Ferrerius, l'opérée accoucha plus tard d'un enfant à terme. Mais à la suite, l'abdomen augmenta de volume ; des érysipèles apparurent en différents points du corps pendant plusieurs années, parfois des métrorrhagies abondantes. Au commencement de novembre 1716, à la suite d'une métrorrhagie bientôt arrêtée, la fièvre apparaît ; puis survient un érysipèle de la face qui disparaît en peu de jours. Cependant, la fièvre augmente ; des douleurs atroces se font sentir dans l'abdomen ; insomnies, soif intense, langue sèche et brunâtre, haleine fétide. Mort le 20 novembre 1716.

A l'autopsie on trouva le foie plus volumineux que d'ordinaire ; il occupait l'hypochondre gauche ; absence complète de la rate ; des cicatrices seulement aux points d'adhérences de la rate aux divers organes ; épiploon contracté et adhérent au péritoine dans la région ombilicale, le mésentère et les intestins enflammés et presque gangrenés.

III. *Ablation partielle. Guérison.* (Cas de FERGUSON. *Philosophical transactions*, 1737). Un homme reçut un coup de couteau et issue de la rate par la plaie. Ferguson, appelé vingt-quatre heures après l'accident, étreint dans un lieu fortement serré la portion herniée et l'excise. Elle pesait trois onces et demi (environ 100 grammes). Le malade guérit.

IV. *Ablation complète. Guérison (South. Chelius, Handbuch der chirurgie.)* Le 27 juin 1743, après la bataille de Deltingen, un soldat portait une large blessure des parois abdominales ; des anses intestinales faisaient hernie en même temps que la rate. Les intestins furent réduits et la rate enlevée en entier ; suture des parois. Guérison.

V. *Ablation complète. Guérison. (Transactions of the medical and physical Society of Calcutta,* 1836. Le Dr DONNEL, de Purneah, lia, puis enleva la rate à un homme de trente ans, auquel un buffle avait fait une plaie de l'abdomen longue de deux pouces. Le malade guérit complétement au bout de deux mois. Une partie de la rate fut présentée à la Société médicale de Calcutta.

VI. *Ablation partielle. Guérison.* (Cas de BERTHET (de Gray). (*Gaz. méd-de Paris,* 1844, n° 18). Coup de couteau dans le flanc gauche d'un homme. Appelé huit jours après, M. Berthet reconnaît au lieu de la blessure une tumeur considérable formée par la rate, qui exhalait une forte odeur de putréfaction. Il l'excisa, et après des pansements méthodiques, le malade guérit et vécut encore treize ans et demi. Il mourut de pneumonie. Les digestions se faisaient généralement bien. A l'autopsie, on ne trouva qu'une très-faible partie de la rate, grosse comme une noix, appliquée sur les parois extérieures de l'estomac.

VII. *Ablation partielle, guérison. Hypertrophie des ganglions axillaires gauches.* (Cas de Schulz publié par Adelmann, son maître, en 1856, *in Deutsch Klinik*, n° 18.)

Paysanne de vingt-deux ans, de constitution robuste qui, en tombant d'une meule de foin sur l'enrayure d'une voiture, se fait, entre les neuvième et dixième côtes gauches, une plaie ovale, oblique, située le long de la côte, longue de deux pouces et large d'un. Quand on retira l'enrayure, il sortit immédiatement par la plaie un corps charnu, bleuâtre, sans qu'il y eut d'hémorrhagie. La blessée tomba en syncope, et, ayant repris ses sens, essaya de réduire le corps hernié sans y parvenir. On la transporta dans le service de Schulz à Radom, le 29 juin 1855.

A l'examen, le Dr Schulz trouva au côté gauche, à sept pouces et demi de la colonne vertébrale, à six pouces de la ligne médiane antérieure, entre les neuvième et dixième côtes, un corps charnu gros comme la moitié du poing. Il secrétait en abondance un liquide jaune rougeâtre ; sa surface était lisse, grise, dépouillée en certains points de son enveloppe. Il était douloureux à la pression et laissait voir la plaie, quand on le soulevait. La malade toussait, respiration difficile (28), pouls à 100, céphalalgie, frissons, fièvre, soif, évacuations normales.

L'apparence de la partie herniée était assez modifiée pour n'être plus reconnaissable à première vue. La partie venait-elle du poumon ou de la rate ? Le diaphragme paraissait fonctionner normalement et l'auscultation ne révélait rien de particulier. Le Dr Schulz finit par se décider pour la rate. Mais comment expliquer qu'un organe du volume de la rate ait passé par une plaie aussi petite ? Schultz fit intervenir l'élasticité de la rate, supposa que l'enrayure, quand on la retira, avait pu faire fonction de piston, dilater l'espace intercostal, attirer la rate après elle, et que, la rate une fois sortie, s'était trouvée pincée entre les côtes. M. Magdelain fait remarquer avec raison que la contraction du diaphragme a du aussi contribuer à produire la procidence de la rate.

La rate herniée n'était réductible qu'à la condition de débrider, ce que Schulz ne voulait pas faire. En outre, la glande lui paraissait assez modifiée dans sa structure pour qu'il devînt chanceux de la replacer dans le ventre. Il était convaincu qu'elle suppurerait et peut-être qu'elle causerait des hémorrhagies.

Après s'être concerté avec les docteurs Schuhmacher et Zglawiez, l'extirpation fut décidée. Schulz voulait attirer la rate plus au dehors, lier les artères après les avoir isolées, puis enlever la rate. Mais des adhérences s'étaient déjà formées. Il dut se borner à étreindre la rate le plus profondément possible au moyen d'une forte ligature et à l'enlever. Trois branches artérielles donnant du sang, durent être liées. Les bords de la plaie cutanée furent réunis avec des bandelettes agglutinatives.

La rate enlevée pesait 2 onces allemandes. Depuis l'accident, elle avait perdu la moitié à peu près de son poids et de son volume par suite de l'exhalation continuelle du liquide qui s'écoulait. Sa structure était changée, était graisseuse par places, comme tous les organes en voie d'atrophie. En d'autres points, traces de suppuration.

Suites. Le 1er jour, écoulement d'un pus épais, jaune blanchâtre ; quelques douleurs erratiques : on constata l'*hypertrophie des ganglions axillaires gauches.* La fièvre persista et augmenta même pendant quelques jours. Peu à peu retour de *l'appétit, qui devint excessif ;* le régime habituel de l'hôpital ne pouvait suffire à l'opérée ; puis arriva la cicatrisation. La malade quitta l'hôpital quinze jours après l'accident (15 juillet) en pleine santé. *Ses ganglions axillaires avaient acquis le volume d'une noix.* Sa santé se conserva bonne par la suite.

VIII. *Ablation probablement complète. Guérison.* (Rapporté par Tim. Clarkes. *Ephem. nat. curios.* 1673-1674.) Un boucher de Wexford, comté de Sommerset, s'étant donné un coup de couteau dans le côté gauche, quelques anses d'intestin, une portion d'epiploon et la rate s'échappaient par la plaie. Après être resté trois jours dans cet état, un chirurgien mandé réduisit l'intestin, excisa un fragment d'epiploon et la rate, puis ferma la plaie à l'aide de sutures. Le malade guérit rapidement.

IX. *Ablation partielle. Guérison.* (Rapporté par Hannaeus. *Ephem. nat. curios.* 1698.) Pendant une querelle, un paysan danois reçoit un coup de couteau dsns l'hypochondre gauche et la rate s'échappe par la plaie en partie. Deux jours après, un chirurgien excise la portion de rate herniée, applique un bandage de corps. Finalement le malade guérit [1].

X. *Ablation complète. Guérison au 25e jour.* (Cas du docteur Bazille, médecin-major. *Rec. de Mém. de méd. et de chir. militaires,* t. XXVI, (3ᵉ série) 2ᵉ fascicule, p. 119.)

Djelloul-ben-Achem, de la tribu des Ouled-Bessem, 35 ans environ, forte constitution, entré à l'hôpital militaire de Teniet-el-Haad, le 2 mars 1869.

Cet indigène avait été frappé trois jours auparavant par un de ses coreligionnaires d'un coup de couteau dans la région splénique. Il s'était, dit-il, écoulé par la plaie une assez grande quantité de sang. Un heure après avoir été blessé, le malade s'apercevait qu'une tumeur volumineuse avait fait hernie à travers la plaie ; il ne peut dire si cette tumeur s'est développée tout d'un coup ou progressivement ; mais en raison du peu d'étendue de la plaie qui ne mesure en longueur que trois centimètres et demi, il y a tout lieu de penser que la hernie n'a pas été instantanée.

La tumeur, examinée aussitôt après l'entrée du malade, est facilement reconnue pour la rate : elle est intacte, à part quelques éraillures de la capsule produites par les frottements du burnous. Elle est déjà sensiblement ramollie, flétrie, d'une couleur lie de vin très-prononcée.

Ses dimensions sont les suivantes :

Longueur, 11 centimètres et demi ; largeur, 9 ; circonférence, 27,

Le pédicule des vaisseaux est déjà étranglé par les lèvres de la plaie, l'organe a tout à fait l'aspect d'un champignon implanté dans la solution de la continuité de la peau. Nul symptôme de péritonite, même localisée.

---

1. Ces neuf premières observations ont été déjà relatées par M. Magdelain ; nous nous sommes borné à les résumer ou à reproduire les plus courtes *in extenso.*

L'état général est d'ailleurs excellent. Il n'y a eu qu'un seul vomissement le premier jour ; seulement la constipation dure depuis trois jours. Le malade réclame des aliments. Je prescris un vermicelle pour le soir, une bouteille d'eau de sedlitz pour le lendemain ; j'applique une ligature sur le pédicule et je recouvre l'organe hernié d'un linge glycériné.

Le 5 mars, la rate tombe en putrilage et répand une odeur infecte ; je la résèque. Le malade mange la portion.

Le 8, la plaie suppure et bourgeonne ; la ligature tombe ; écoulement sanguin insignifiant. Toujours un peu de constipation : Calomel. Le malade reçoit trois portions qu'il mange avidement.

Le 15, la plaie s'est très-sensiblement rétrécie, elle ne mesure plus en longueur qu'un centimètre et demie, elle est complétement fermée le 22. Le malade sort le 15 dans un plein état de santé.

Les ganglions inguinaux et axillaires ne m'ont point paru sensiblement tuméfiés.

Il faut bien remarquer le mot « sensiblement » employé par le docteur Bazille. Il indique qu'il a recherché s'il existait de la tuméfaction des ganglions sans pouvoir en découvrir. Or, s'il la recherchait, c'est parce que, comme il le déclare lui-même dans ses réflexions, il ne connaissait alors que le cas de Schulz publié par Adelmann et que ces deux auteurs avaient fortement insisté sur cette hypertrophie.

XI°. *Ablation complète. Guérison.* (Cas de Pietrzyeki, publié in *Przeglad lekarski*, n° 9 1874 et analysé in *Jahresb. f. leist.* Bd. 2. Ab. I. 1874.) Appelé comme médecin légiste, l'auteur trouva sur une paysanne de 23 ans un corps large de trois pouces et long de quatre, de consistance charnue et formé complétement par la rate. Il faisait saillie par une plaie de un quart de pouce de long, située dans l'hypochondre gauche. L'état général était bon. Après tentatives de réduction restées infructueuses, l'auteur lia le pédicule avec un fort fil. Après l'excision, il dut lier deux petits vaisseaux ; puis réunion des bords de la plaie par suture. Aucun symptôme péritonéal. Guérison au bout de 15 jours.

2ᵉ GROUPE

Splénotomies consécutives à des maladies de la rate.

XII. Cas de Zacarelli et Fioravanti. *Guérison* [1]. (Fioravanti, *del tesoro della vita humana*, lib. II, cap. 8). Une femme de 24 ans, à la suite d'une fièvre quarte, portait une rate très-volumineuse. Membres inférieurs œdématiés et ulcérés. Beaucoup de médecins consultés avaient conseillé d'enlever la rate. Le mari s'adresse à Fioravanti. Celui-ci propose l'opération à Zacarelli, vieux chirurgien napolitain, qui consent à la condition que Fioravanti l'assiste.

---

1. Nous nous sommes déjà expliqué sur les réserves faites par divers auteurs au sujet de cette Observation ; nous n'y reviendrons plus.

En avril 1549, l'opération fut ainsi pratiquée : on incise en avant de la rate ; on isole l'organe de ses vaisseaux et de ses moyens d'union ; on l'enlève en entier ; la plaie est fermée par des sutures ; on laisse toutefois une petite ouverture (spiracolo) pour l'écoulement des liquides. Guérison en 24 jours. La rate pesait 32 onces italiennes, soit 1,340 grammes.

XIII. Cas de Quittenbaum. — *Mort six heures après l'opération.* (*Commentatio de splenis hypertrophiá et historia extirpationis splenis hypertrophici.* Rostork 1836.) Femme de 22 ans, mariée depuis 15 mois, régulièrement menstruée avant son mariage, dont la santé n'avait jamais laissé à désirer, mais qui, sous l'influence du froid, avait ressenti une douleur dans le côté gauche. Les règles se suppriment et pendant 9 mois le ventre augmente progressivement de volume. Elle croyait être enceinte, mais voyant que le terme passait sans qu'elle accouchât, elle va trouver Quittenbaum, qui diagnostique une hypertrophie de la rate, une ascite et un œdème des jambes consécutifs à l'hypertrophie de la rate. Il se décide à enlever l'organe.

Incision sur la ligne médiane de 10 pouces de long, s'étendant depuis l'appendice xiphoïde jusqu'à trois travers de doigt au dessus de la symphyse : issue de 9 litres de liquide ascitique. La rate, tout à fait libre d'adhérences, est enlevée après qu'on eût appliqué sur les vaisseaux une ligature de soie. Pas d'hémorrhagie ; les intestins, qui étaient sortis de l'abdomen pendant l'opération, *sont remis en place après qu'on les eut oints d'huile chaude !* Réunion de la plaie par des sutures.

La malade vécut 6 heures. La rate enlevée pesait 5 livres. A l'autopsie on s'aperçut que la ligature comprenait, avec les vaisseaux, la queue du pancréas. — Cirrhose atrophique du foie.

XIV. Cas de Küchler. *Mort deux heures après l'opération.* (*Extirpation eines Milztumars ;* Darmstadt, 1855). Le docteur Küchler pratiqua l'extirpation d'une rate hypertrophiée chez un homme de 36 ans qui avait eu, 14 ans auparavant, des fièvres intermittentes. Incision de 12 centimètres commençant au-dessous des côtes et suivant le bord externe du muscle grand droit gauche. L'opération se fit sans difficultés ; on lia de nombreux vaisseaux ; le liquide contenu dans la cavité péritonéale fut évacué ; on ferma la plaie au moyen de sutures ; mais le malade succomba, deux heures après l'opération, à une hémorrhagie produite par une des branches de l'artère splénique qui n'avait pas été liée.

La rate enlevée pesait 1500 gr. A l'autopsie, on trouva du sang dans la cavité pelvienne et une cirrhose athrophique du foie.

XV. Cas de M. Spencer Wells. — *Mort six jours après l'opération.* (*Gazette hebdomadaire,* n° 28, p. 439, juillet 1866.) Femme de 34 ans, mère de trois enfants ; pas de maladie antérieure ; a perdu un frère et deux sœurs par phthisie. A la fin de 1864, commence à éprouver des malaises et de la faiblesse ; en avril 1865, l'abdomen commence à se développer, d'abord sous les fausses côtes gauches, puis la tumeur se propage en bas et à droite. En octobre, M. S. Wells reconnaît que la rate remontait jusqu'à la 7e côte et qu'on pouvait la trouver au-devant de l'utérus par le toucher vaginal. Du côté droit, elle s'étendait jusqu'à 3 pouces du bord supérieur de la crête iliaque. Après divers traitements médicaux tentés sans succès, la rate augmentant rapidement de volume, le Dr Jenner consulté, fut d'avis que la malade ne pouvait guérir que par une opération. Le sang renfermait une quantité un peu plus considérable de globules blancs. (Pas autrement spécifié dans l'observation.)

L'opération fut résolue et pratiquée le 20 novembre 1865 par M. S. Wells, en présence des Drs Bowen, Ritchier et Wright.

Incision, le long du bord externe du muscle droit de l'abdomen gauche, s'étendant à 5 pouces au-dessus et 2 pouces au-dessous de l'ombilic. Ligature de 2 artères avant d'inciser le péritoine. En incisant celui-ci, une grosse artère, contenue dans un repli épiploïque légèrement adhérent entre la surface de la rate et le feuillet pariétal, fut coupée en travers. On la lie; l'épiploon est détaché, la rate entraînée à travers la plaie. A ce moment l'opérateur commence à tordre la rate sur elle-même, afin de former une masse de son pédicule. Mais la veine splénique se rompit et donna immédiatement du sang qui s'écoula hors de la cavité péritonéale; tous les vaisseaux furent serrés dans un clamp et la rate enlevée. Deux artères et une veine furent liées séparément; le reste du paquet vasculaire fut lié en deux faisceaux. Une partie de la queue du pancréas du volume du pouce fut liée en même temps que la rate. La plaie abdominale fut réunie au moyen de fils de soie. Auparavant toutes les ligatures du pédicule avaient été coupées au ras et celui-ci fut réduit dans le ventre.

La rate pesait lors de son extirpation 6 livres 5 onces (3150 gr.), longueur 11 pouces; largeur 8; épaisseur de 3 à 4.

La malade alla assez bien jusqu'au cinquième jour, tout en présentant les signes d'une extrême faiblesse; le sixième, la faiblesse s'accrut très-rapidement et la malade succomba dans la nuit. A l'autopsie, pas de péritonite; l'abdomen renfermait de la sérosité épanchée; mais il n'y avait de rougeur et de lymphe plastique qu'au niveau de la plaie; aucune trace d'abcès métastatique, ni d'infection purulente.

XVI. Premier cas de M. Péan. *Kyste séreux uniloculaire développé dan l'épaisseur de la rate. Splénotomie. Guérison.* (*Union médicale*, novembre 1867. — *Ovariotomie et splénotomie.* Péan in-8° 1869.) Mlle Adèle Cercily, 20 ans, constitution assez robuste, tempérament lymphatique, frères et sœurs présentant des accidents de lymphatisme exagéré. Santé toujours satisfaisante si ce n'est dans les deux dernières années, pendant lesquelles la région hypogastrique augmenta de volume, en même temps douleurs vives. Ces accidents vont en augmentant et les douleurs deviennent intolérables pendant les deux derniers mois.

A l'examen, M. Péan trouve : débilitation prononcée, forte anémie, troubles digestifs graves, dysmenorrhée, respiration un peu gênée. Souvent des mouvements fébriles, douleurs névralgiques erratiques. Pas d'œdème, encore de l'embonpoint.

Ventre très-peu développé dans les hypochondres et la région lombaire, offrant une saillie considérable au milieu de l'hypogastre : tumeur ayant la forme et l'étendue d'un utérus gravide près du terme de la gestation, mais grosses bosselures à la surface : circonférence à la ceinture : 110 centimètres. Fluctuation très-nette sur la ligne médiane et du côté droit; plus ferme et même solide du côté gauche. Flot. Matité générale de toute la surface de la tumeur qui parait bien circonscrite dans tous les sens, même en haut. Peu de mobilité.

Toucher : Hymen intact, utérus, dont le fond paraît enclavé dans la tumeur, peu mobile. En avant et en arrière la tumeur déprime les parois du vagin.

Opération le 6 septembre 1867. Le chloroforme provoque des vomissements à diverses reprises. Incision sur la ligne médiane de l'ombilic au pubis : des ligatures doivent être placées. Pas d'ascite. La tumeur apparut par transparence à travers l'épiploon. Celui-ci était si adhérent qu'on ne put le déplacer et qu'il fallut ponctionner le kyste en le traversant avec le trocart ; ce dernier était de fort calibre : issue de 3 litres de liquide épais, visqueux, brun jaunâtre.

La tumeur ayant diminué, le chirurgien introduit la main dans la cavité péritonéale, et, la portant en bas, il lui fut impossible de détacher l'épiploon du bassin et de la tumeur avec lesquels il était adhérent. Cherchant, du côté de l'ovaire, à reconnaître le pédicule ou la base d'implantatiom du kyste qui, débarrassé de l'épiploon, présentait un aspect analogue à celui du tissu utérin, il constate que la tumeur est complètement indépendante par en bas des organes contenus dans la cavité pelvienne. Il s'assure qu'elle ne vient pas davantage du mésentère ni du rein.

Ne pouvant dégager la tumeur, il prolonge l'incision jusqu'à quatre travers de doigt au-dessus de l'ombilic. Il peut alors obtenir l'extraction de la poche et la vider du liquide qu'elle contenait encore. Explorant le point qui donnait insertion au kyste, la main pénétra dans l'excavation diaphragmatique de l'hypochondre gauche ; elle circonscrivait une masse charnue, et il devenait certain que la rate était intéressée. Le kyste, placé en avant et en bas, s'était développé dans sa masse hypertrophiée, dans l'épaisseur de laquelle il se confondait sur une étendue considérable.

Le kyste était uniloculaire; les bosselures constatées provenaient de la différence d'épaisseur de ses parois qui variaient de quelques millimètres à quatre ou cinq centimètres. Des vaisseaux rampaient à sa surface ; en arrière, il était partagé en deux par un gros tronc veineux d'un demi-centimètre de diamètre.

L'extraction immédiate de la tumeur en totalité étant encore impossible, M. Péan lie successivement les diverses branches de l'artère splénique, ainsi que la grosse veine aussi près que possible de son embouchure dans la veine splénique, puis il peut reséquer toute la partie inférieure de la tumeur. Dès lors la partie supérieure constituée par le tiers environ de la masse totale de la rate hypertrophiée devenait accessible. Elle portait quelques adhérences intestinales et épiploïques qui furent détachées. Puis quatre ligatures métalliques furent placées sur l'épiploon gastro-splénique, aussi près que possible de la rate, dans le court espace qui la séparait de la queue du pancréas et de la grosse tubérosité de l'estomac. Au-dessus des ligatures fut placé un clamp linéaire et le reste de la tumeur fut détaché avec le fer rouge. Il ne resta rien du tissu de la rate. Les quatre fils furent coupés ras et abandonnés dans le ventre avec l'épiploon.

Rien n'était tombé dans la cavité abdominale; la malade n'avait pas perdu 100 grammes de sang; il ne restait qu'à former la suture des parois. Celle-ci fut complète et obtenue au moyen de 9 sutures métalliques à anses et de 5 sutures entortillées. L'opération avait duré un peu plus de deux heures.

Les *suites* de l'opération furent des plus simples; il y eut seulement quelques vomissements pendant les deux premiers jours. Ils cessèrent le troisième. A ce moment la malade avait recouvré toute sa gaieté; douleurs faibles. Pouls à 90. Bouillons et potages.

Le cinquième jour, on enlève tous les fils métalliques que l'on remplace par une suture sèche collodionnée. Ni fièvre, ni douleur, digestions excellentes. Usage des aliments solides.

Huitième jour, retour des menstrues très-abondantes, quoique la dernière époque ait cessé trois jours avant l'opération. Elles ont une teinte rutilante beaucoup plus foncée qu'à l'état normal. Cet écoulement dure trois jours et s'accompagne d'un peu de douleur.

Au dixième jour, on ne put empêcher la malade de se lever et de descendre au jardin. Le lendemain, elle descend encore, mais éprouve pendant sa promenade une extrême frayeur : la malade perd l'appétit et le sommeil, le pouls oscille de 100 à 120, douleur névralgique sus-orbitaire, injection de la conjonctive, larmoiement, grand découragement et affaiblissement physique. Tous ces accidents furent jugés par une épistaxis. Mais ils se reproduisirent encore à trois reprises différentes et à huit jours d'intervalle.

Malgré tout, la malade put se relever dès le quinzième jour, revenir à son régime habituel et sortir chaque jour. Les accidents périodiques dont nous avons parlé cédèrent à l'action du sulfate de quinine.

Examen de la tumeur. L'enveloppe du kyste comprenait environ les deux tiers de la production morbide; elle pesait 1140 grammes. Le reste était formé par la rate hypertrophiée. Ce tissu, examiné par le Dr Ordonez, contenait : 1° un grand nombre de globules sanguins non altérés; 2° un très-grand nombre de glomérules de Malpighi hypertrophiés, au point qu'il était possible de les isoler avec la loupe; 3° sur les points où la substance était plus amincie, on voyait ces éléments disparaître progressivement et faire place à une trame serrée de tissu fibreux qui constituait seul, par places, la paroi du kyste. Cette paroi était parcourue par un grand nombre de vaisseaux sanguins de toutes dimensions.

L'intérieur de la poche était lisse et recouvert, par places, de plaques très-dures, formées par des carbonates et des phosphates de chaux et de magnésie. Le liquide, épais, brun-jaunâtre, ne différait pas beaucoup de celui qu'on rencontre dans certains kystes de l'ovaire.

XVII. Premier cas de M. KOEBERLÉ. *Hypertrophie de la rate; adhérences; ablation complète; mort. (Gazette hebdom.,* 25 octobre 1867). Le 21 septembre 1867, M. Kœberlé, qui avait eu communication de l'observation de

M. Péan et vu la malade, enleva, à Strasbourg, une rate de 6750 gr. sur une femme de 42 ans. Jusqu'au mois de septembre 1864, cette dame avait été bien portante.

A cette époque, M. Kœberlé remarqua une tuméfaction insolite à l'hypochondre gauche ; il constata qu'elle était due à une hypertrophie de la rate ; la tumeur ne tarda pas à atteindre un volume très-considérable en dépit de tous les traitements médicaux qui furent conseillés. Détérioration progressive de la constitution ; teinte pâle, grisâtre, le sang renferme environ un dixième de globules blancs. Urines albumineuses ; pas d'œdème de membres inférieurs ; un peu d'ascite ; douleurs très-modérées. L'opération parut aux docteurs Kœberlé et Schutzemberger la dernière ressource à offrir à la malade.

Incision sur la ligne médiane dans une longueur de 20 centimètres, à partir du tiers moyen de l'espace compris entre l'appendice xiphoïde et l'ombilic, ligature des vaisseaux de la rate échelonnés dans une étendue de 25 centimètres. Le calibre de ces vaisseaux était énorme. Grande difficulté pour attirer au dehors l'extrémité supérieure de la rate, à cause de ses adhérences au diaphragme et de la brièveté de l'épiploon gastro-splénique. La rate put enfin être détachée. Il s'en écoula plus de deux litres de sang. Pendant le cours de l'opération, il se perdit une quantité très-considérable de sang ; les moindres vaisseaux, notamment ceux de l'incision abdominale, continuaient à couler en nappe. Ce sang était peu coagulable, noir. Les adhérences déchirées du diaphragme fournissaient du sang en nappe en grande quantité. Il n'y avait pas à songer à lier, les vaisseaux étant trop nombreux. M. Kœberlé toucha les surfaces saignantes avec l'alcool, ce qui diminua l'hémorrhagie, sans l'arrêter. Ce que voyant, il repousse les viscères contre les surfaces saignantes, comprime celles-ci par leur moyen et se hâte de refermer le ventre après avoir coupé les ligatures du pédicule au ras, et réduit celui-ci dans l'abdomen.

L'opération avait duré une heure et demie. La quantité du sang perdue est évaluée à 3 kilogrammes. La malade succomba quelques instants après l'opération terminée.

A l'autopsie, on trouva encore un épanchement d'environ 500 grammes de sang dans la région de la rate. Le foie était hypertrophié et pesait 3 kilogrammes. Son tissu était, d'ailleurs, normal. Rien à noter pour les autres viscères.

XVIII. Deuxième cas de M. Kœberlé. *Kyste hydatique de la rate. Splénotomie. Mort. (Mém. de la Soc. de méd. de Strasbourg. T.* X, 1873 ; procès-verbaux, p. 34 (?)). Il s'agit d'une femme de vingt-sept ans, portant une tumeur dans la région de la rate. Le début de cette tumeur remontait à quatre ans. Elle s'était développée progressivement, et en était arrivée à occuper tout l'abdomen et une grande partie de la cavité thoracique. Fluctuation obscure, mais positive. Pas de leucémie. Les diamètres de la tumeur étaient : $0^m.29$ et $0^m.24$. Une ponction capillaire fut faite, et donna quatre litres de liquide dépourvu d'albumine, et qui ne contenait ni traces de membranes, ni crochets.

Par la suite, la malade fut prise de fièvre hectique. C'est ce qui paraît avoir décidé M. Kœberlé à tenter la splénotomie. Durant l'opération, le chirurgien recueillit quatre litres de liquide verdâtre contenant des échinocoques. Il put s'assurer que le kyste s'était développé dans le centre de la rate, et il ajoute que la tumeur avait contracté des adhérences avec tous les organes abdominaux.

La malade succomba dix-sept heures après l'opération [1].

XIX. Deuxième cas de M. PÉAN. — *Hypertrophie de la rate; pas d'adhérences; ablation complète; pédicule fixé à l'angle supérieur de la plaie. Guérison.* (Observation inédite et personnelle)[2]. Mme Delvert, 49, boulevard d'Italie, à Paris, est âgée de vingt-quatre ans. De tempérament lymphatico-nerveux, elle est assez bien constituée; peau pâle, mate, un peu grisâtre et cendrée, légère teinte subictérique des conjonctives; embonpoint en rapport avec son âge; aucune trace de scrofule; un peu de bouffissure de la face. Mme D.... s'est mariée à dix-sept ans, avant d'être réglée. Elle n'a vu que huit fois ses règles en sept ans, et, pendant ce même temps, elle a eu quatre accouchements : deux à terme; les enfants ont rapidement succombé; — deux avant terme : l'un à sept mois; l'enfant n'a pas vécu; le deuxième à quatre mois. Elle avait été réglée une seule fois avant sa première grossesse; l'accouchement ne causa qu'une perte de sang insignifiante. Elle eut son retour de couches, puis redevint enceinte : fausse couche à quatre mois; six mois après, elle redevient enceinte sans avoir revu, et accouche à sept mois. Trois mois s'écoulent, les règles ne reparaissent pas, et une quatrième grossesse se produit, qui a un cours régulier. Ce dernier enfant vécut quatre mois et succomba, comme les deux autres, à des convulsions. Depuis lors, c'est-à-dire en quinze mois, Mme D.... a eu six périodes menstruelles.

Cette dame n'a jamais eu de fièvre intermittente, ni habité un pays où règne l'impaludisme. Pas de maladie antérieure grave; rien du côté de la poitrine.

Il n'a pas été possible de déterminer avec précision à quelle époque remontent les premiers malaises dans la région splénique. La tumeur fut reconnue pour la première fois, il y a dix-huit mois, par le docteur Moulin, à la suite du dernier accouchement. Elle fut trouvée alors, nous dit-on, grosse comme un œuf, placée très-bas et très-douloureuse à la pression. Depuis longtemps, la malade ressentait une sensation de gêne et de pesanteur dans l'hypochondre gauche; parfois survenaient de véritables douleurs revêtant

1. Cette Observation n'a été publiée que dans les *Mém. de la Soc. médic. de Strasbourg* et nous regrettons très-vivement de n'avoir pu la consulter *in extenso* dans l'ouvrage qui la contient. Malheureusement, aucune bibliothèque publique de Paris, pas même la Bibliothèque nationale, ne reçoit plus ces mémoires depuis l'année 1871. M. Ern. Besnier, qui avait eu cette Observation entre les mains, et qui eu l'obligeance de nous en promettre communication, n'a pu la retrouver. Enfin, nous avons fait demander le volume à Strasbourg, et n'ayant rien reçu, nous sommes contraint de nous en tenir à l'analyse publiée *in Dict. encyclop.*, 3e Série, t. II, p. 552.

2. Une analyse de cette Observation vient d'être communiquée par nous à quelques journaux : *Gaz. des hôp.*, n° 34, 20 juillet 1876; *Gaz. méd.* du 22 juillet 1876; *Union méd.* du 29.

à certains jours la forme de crises extrêmement violentes. L'appétit étai languissant, des vomissements se montraient fréquemment et se renouvelaient au moindre mouvement brusque. Assez souvent, la malade était tourmentée par une toux quinteuse et des hématemèses ; l'auscultation de la poitrine ne renseignait pas sur les causes de cette toux qui, très-probablement, était d'origine gastrique ; des globules sanguins apparaissaient aussi parfois dans l'urine qui devenait très-foncée et rouge.

A partir de l'époque où la tumeur put être saisie dans la main et reconnue pour la première fois, les accidents douloureux augmentèrent considérablement de violence et de fréquence et la tumeur paraît avoir suivi une marche rapide. Était-il possible de reconnaître, dès lors, qu'elle était constituée par la rate, et cet organe avait-il déjà subi la luxation et l'inversion qu'il devait présenter plus tard ? Nous manquons de renseignements à ce sujet. La malade nous raconte seulement que l'appétit se perdait de plus en plus, qu'elle ne tolérait que certains aliments (légumes), que les vomissements se reproduisaient sous l'influence de causes chaque jour plus insignifiantes et que, vaincue par la faiblesse et la douleur, elle se sentait envahir par le désespoir en constatant l'inefficacité des traitements employés et l'inutilité des efforts tentés par les divers médecins qu'elle avait consultés: MM. Portefaix, Vincenot, Catiaux, Ménière et bien d'autres.

Si les règles revenaient avec une fréquence qu'elles n'avaient jamais présentée jusque-là (six fois en quinze mois), en revanche elles s'accompagnaient chaque fois d'une série d'accidents fort pénibles. Sous l'influence du molimen, la tumeur augmentait de volume et une nouvelle crise douloureuse des plus aiguës éclatait; sous la même influence reparaissaient ou augmentaient les évacuations sanguines par la bouche, la vessie et l'intestin. Puis survenaient l'angoisse, la dyspnée, l'orthopnée, d'horribles suffocations. Cet état durait deux ou trois jours ; une fois il se prolongea en crises effroyables pendant huit jours, s'accentuant de paroxysmes sans jamais cesser complétement dans les intervalles. La malade se dressait sur son lit, en proie à la plus horrible anxiété, qui était non moins terrible aux yeux de ceux qui l'entouraient.

Les règles passées, les accidents perdaient de leur violence sans disparaître. L'état de la malade était devenu pitoyable et la tumeur splénique en était venue à occuper une grande partie de la cavité abdominale. C'est alors que Mme D., qui recevait les soins de MM. les docteurs Rouhier et Petit (de Montereau), fût adressée pour la première fois à M. Péan.

1er *Examen de M. Péan, février* 1876 (d'après une note communiquée par lui). Une tumeur dure, mobile, charnue occupe tout l'abdomen, moins le bassin et la région des hypochondres. Elle remonte à gauche sous l'hypochondre, mais ne pénètre pas dans sa cavité. Elle descend, à droite, dans la fosse iliaque où elle paraît former un lobe. Un sillon transversal semble exister entre ce lobe et le corps principal de la tumeur qui s'élève à gauche. Le toucher vaginal montre qu'elle est complétement indépendante de l'utérus et des ovaires. La malade se plaint de souffrances excessives; elle est condamnée à l'immobilité ; elle se plaint d'une sensation constante de froid. Pas d'appétit, digère mal, vomit, pas de sommeil, cauchemars affreux. Les médecins qui adressaient la malade à M. Péan le pressaient de l'opérer. Le chirurgien, tenant compte de la bonne apparence que présente encore la malade et de l'état des forces qui ne semble pas immédiatement inquiétant, refuse et conseille d'attendre encore.

La malade part peu satisfaite et poursuit le cours de ses visites aux médecins et aux chirurgiens. Son état va de mal en pis, malgré les soins les plus assidus de MM. Rouhier et Petit. Deux mois après elle reparaît dans le cabinet de M. Péan.

2° *Examen, avril* 1876. Mme D... se dit à bout de force et de patience ; sa figure est profondément abattue ; malgré cela l'embonpoint n'a que peu diminué. La pâleur est plus prononcée, la teinte cendrée plus accusée, une légère coloration terreuse autour des yeux, aux tempes et au pourtour des narines ; les muqueuses ne sont que peu décolorés.

En découvrant l'abdomen, on voit que toute la paroi de la moitié gauche de cette cavité forme un relief considérable. La peau, qui la recouvre, est normale, pas de veines dilatées ni de circulation complémentaire. Par le *palper*, on reconnaît que le relief est dû à la présence d'une tumeur à surface entièrement convexe, lisse, sans sillons ni dépression, sans bosselures ni divisions sur les bords. L'espèce de segmentation constatée deux mois auparavant a donc disparu et le lobe qui occupait la fosse iliaque droite et paraissait surajouté au reste de la tumeur est actuellement confondu entièrement avec elle. Il n'existe plus de sillon transversal. La consistance de cette tumeur est très-ferme, dure et comme charnue. Elle paraît immédiatement au-dessous des parois, et celles-ci, autant qu'on en peut juger, paraissent bien mobiles sur sa surface. Pas d'ascite.

La forme générale de la tumeur est celle d'un ellipsoïde dont l'une des extrémités part de l'hypochondre gauche tandis que l'autre vient s'appliquer sur la fosse iliaque droite. Elle paraît donc émerger de l'hypochondre gauche, soulève les côtes et les cartilage costaux, remplit le flanc gauche, s'applique dans la fosse iliaque du même coté, plonge dans la cavité du bassin, en arrière du pubis, remplit une grande partie la fosse iliaque droite, remonte en haut, remplit une partie de la moitié droite de l'abdomen, puis son bord se reporte un peu à gauche, en passant à environ quatre centimètres en dehors de l'appendice xiphoïde. L'aspect de cette tumeur, considéré d'avant en arrière, est globuleux. On ne peut lui découvrir de bord. S'il en existe un à gauche, il est rendu inaccessible : en haut, par la rigidité de la cage thoracique ; plus bas, par l'épaisseur de la paroi lombaire, tout à fait en bas, par le squelette du bassin. Le côté droit ne paraît pas présenter de bord proprement dit : à ce niveau, la tumeur est épaisse, mousse et convexe.

La consistance de la tumeur est partout la même : très-ferme et charnue. Aucun point n'est fluctuant, ni ramolli. La tumeur est mobile transversalement et se laisse repousser d'une main dans l'autre. Elle présente un peu de mobilité de bas en haut, mais n'est pas réductible sous l'hypochondre, à cause de son grand volume. Elle ne se laisse pas entraîner par en bas, où nous l'avons déjà dit, son extrémité plonge dans la cavité pelvienne.

Par la percussion, matité étendue à toute la surface de la tumeur. Par en

haut, la matité se continue sans interruption jusqu'au-dessous de l'hypochondre, puis elle fait brusquement place à une sonorité évidemment sus diaphragmatique. En arrière, on trouve également de la matité à la partie
supérieure de l'hypochondre gauche; plus bas, au niveau du flanc, sonorité
qui se poursuit peut-être au niveau des lombes.

Les organes contenus dans la moitié droite de l'abdomen ne paraissent
rien présenter de particulier à la palpation ni à la percussion. Le foie a son
volume normal.

Par le toucher vaginal, on s'assure que l'utérus est toujours indépendant
et bien mobile. Pas de dépression des culs de sac. Rien ni dans l'une, ni
dans l'autre région ovarique. Enfin on n'arrive que très-difficilement à
rencontrer la tumeur avec le doigt, ce qui n'a jamais lieu quand on a
affaire aux tumeurs de l'ovaire et ce qui, par conséquent, ne permet de
mettre en cause ni l'utérus, ni les ovaires.

En présence de ces signes, à quel diagnostic s'arrêter? La tumenr vient-
elle de la rate, du mésentère ou du rein gauche? La consistance de la tumeur, son évolution, son développement de haut en bas, sa direction
oblique de l'hypochondre gauche vers la fosse iliaque droite et le pubis, les
caractères de mobilité qu'elle présente, s'adaptent bien à l'existence d'une
tumeur qui aurait son siége dans la rate. Le tracé de son contour fait sur la
peau confirme encore cette manière de voir. Une tumeur provenant du mésentère ou du rein n'offrirait pas les mêmes caractères de mobilité constatés
dans ce cas; très-mobile en travers, elle ne se laisserait pas aussi bien déplacer de bas en haut. En outre, on la trouverait enveloppée, de chaque
côté, des anses intestinales au milieu desquelles elle serait comme enchaton-
née. Or, dans ce cas, la tumeur leur est bien sus-jacente. Malheureusement
un signe de grande valeur, et qui à lui seul deviendrait pathoguomonique
d'une tumeur splénique, fait défaut : la tumeur ne présente pas de bord
tranchant tourné à droite. Toutes ces considérations portent M. Péan, s'il
ne peut se prononcer d'une façon définitive pour la rate, à expliquer pour-
quoi toutes les présomptions sont en faveur de ce dernier siége.

A cette seconde visite, la malade ne venait pas demander à M. Péan son
avis sur l'opportunité d'une intervention chirurgicale. Elle venait le sup-
plier de la pratiquer, se déclarant incapable d'endurer plus longtemps ses
souffrances et l'avertissant que, au cas où il refuserait, un autre chirurgien
était décidé à l'opérer. MM. les Drs Rouhier et Petit joignaient leurs instan-
ces à celles de la malade et pressaient M. Péan de consentir en faisant valoir
le complet insuccès des moyens médicaux, les douleurs endurées par la
malade, l'état inquiétant de son moral, la marche rapide de la tumeur et la
gravité chaque jour croissante de la situation. M. Péan se laissa vaincre. La
malade fut envoyée à la maison de santé des dames Augustines, 29, rue de
la Santé, à Paris, et le jour de l'opération fut fixé au 25 avril 1876.

L'opération eut lieu avec l'assistance des aides habituels de M. Péan:
MM. les Drs Garrigou-Désarènes, A. Arnoult, Collin, Barrault ; M. le
Dr Bastin administrait le chloroforme; M. le Dr Cintrat s'occupait des instruments et était assisté par deux élèves du service de M. Péan : MM. Raoult
et Cousin. Une vingtaine de médecins français ou étrangers étaient en outre

présents à l'opération: MM. les D^{rs} Ch. Turlot (de Liége), Luis A. Ibarra, Durval Mendes de Queiro (Brésil), Fantini (de Bologne), Torrès (Brésil), Giuseppe Formica (Italie), Robin-Massé (de Chartres), un chirurgien-major de la garde républicaine de Paris, etc. ; enfin, les deux médecins de la malade, MM. les Drs Rouhier (de Paris) et Petit (de Montereau).

Opération. Les parois de l'abdomen sont incisées parallèlement à la ligne blanche depuis quatre centimètres au-dessus du pubis jusqu'à huit centimètres au-dessns de l'ombilic. Au niveau de cet anneau fibreux, l'incision est dirigée un peu à gauche et le contourne sans l'intéresser. Les vaisseaux qui traversent ces parois sont en petit nombre et de petit calibre. Arrivé sur le feuillet pariétal du péritoine, le chirurgien y pratique une boutonnière, puis l'incise sur une largeur correspondant à celle de l'incision faite aux parois. A mesure que des vaisseaux de quelque importance sont divisés, des pinces hémostatiques sont aussitôt appliquées sur leur surface de section pour éviter la pénétration du sang dans le ventre.

Le regard plongeant à travers cette plaie découvre la tumeur; on l'entrevoit par transparence, car elle est complétement coiffée par le grand épiploon qui n'est, du reste, que peu chargé de graisse. Sa couleur est d'un rouge violacé foncé, d'aspect charnu, à surface lisse, unie et sans bosselure. Dès ce moment, il n'est plus douteux qu'il ne s'agisse de la rate.

On comprime et on protége les lèvres de la plaie avec des linges chauds qui auront encore pour effet de servir à contenir les anses intestinales et les portions épiploïques qui tendraient à s'échapper de la cavité abdominale pendant les divers temps de l'opération. Le grand épiploon qui s'étale au devant de la tumeur est alors saisi à son bord inférieur, puis relevé de bas en haut et refoulé dans le ventre à la partie supérieure et sur le côté droit de la tumeur. Une série d'éponges très-douces sont appliquées en avant de façon à le contenir solidement ainsi que les anses d'intestin qui sont placées au-dessous de lui.

La tumeur ne paraît adhérente nulle part. On peut donc tenter son extraction, mais elle est trop volumineuse pour que l'on puisse songer à l'entraîner hors de la cavité abdominale sans modifier la position qu'elle occupe. Le chirurgien la saisit à son extrémité inférieure, la soulève sur les doigts et l'engage entre les lèvres de la plaie, en la présentant de champ, c'est-à-dire suivant son moindre diamètre. Le dégagement se fait graduellement. Il est facilité par les pressions ménagées que les mains des aides exercent sur les parois abdominales tout autour de la tumeur et qu'ils s'efforcent de combiner avec le mouvement de progression de celle-ci. Enfin, la tumeur entièrement dégagée, recouvre complétement les mains des aides qui maintenaient les parois abdominales et les serviettes appliquées sur celles-ci; aucune anse intestinale, aucune bride épiploïque n'avait suivi et n'était venue faire hernie; la rate hypertrophiée était bien seule au dehors.

Ce fait bien constaté et ce temps délicat de l'opération achevé, il devenait facile de se rendre compte du volume de la forme et de l'implantation de la tumeur. La forme de la tumeur est bien celle d'un ovoïde dont l'une des extrémités est tournée du côté de l'aisselle gauche, tandis que la seconde regarde dans la direction de l'aine droite ; ce grand diamètre peut mesurer une 40° de centimètres. La tumeur est un peu aplatie sur elle-même d'avant en arrière ; la face par laquelle elle se présente est assez régulièrement convexe, elle a une 20° de centimètres de large ; elle ne porte aucune trace de scissure ni de division. En soulevant la tumeur, on reconnaît que la seconde face est légèrement concave. A son centre existe un hile sur lequel s'applique l'épiploon gastro-splénique. Ce feuillet séreux, au niveau du hile, a environ 15 centimètres de large. De gros vaisseaux rampent dans son épaisseur ; deux notamment atteignent la grosseur d'un doigt annulaire. Quant à la longueur de cet épiploon, depuis son origine jusqu'au niveau de l'estomac, elle est de 6 à 8 centimètres environ.

Si maintenant on cherche à se rendre compte des changements survenus dans la position de la rate par suite de l'élongation de l'épiploon gastro-splénique et de l'augmentation de volume de la glande, on reconnaît :

1° Que la rate a bien subi une hypertrophie totale et que sa forme générale est conservée bien qu'amplifiée ; 2° qu'elle a abandonné complétement la profondeur de l'hypochondre ; 3° que le corps de la glande a subi un mouvement de bascule en avant et en bas, de telle sorte que la face qui était supérieure (convexe) est devenue antérieure, et la face inférieure (concave et portant le hile), postérieure ; 4° que non-seulement il y a eu glissement de la rate en avant, mais que la position respective des deux extrémités de la glande se trouve intervertie, un déplacement s'étant produit suivant le diamètre longitudinal de la rate pendant son mouvement de bascule en avant : d'où il suit que l'extrémité inférieure et externe de l'organe, la queue de la rate, occupe maintenant la position la plus élevée et regarde en haut et en dehors, vers l'aisselle gauche, tandis que la tête, qui était primitivement supérieure, est en bas, tournée à droite, dans la direction de l'aine, et s'applique sur la fosse iliaque droite ; 5° que la position respective des deux bords de l'organe est également intervertie : le bord postérieur, mousse et le plus épais, est maintenant tourné du côté droit et suit une direction un peu oblique de haut en bas et de gauche à droite ; au contraire le bord qui, avant la maladie, était antérieur regarde à gauche et un peu en arrière ; il est devenu relativement au premier inférieur et un peu postérieur. Ce même bord qui, à l'origine, a du être mince et tranchant, est encore moins épais que l'autre.

En résumé, la rate a subi un double déplacement : — le premier suivant ses faces : la face supérieure et externe étant devenue antérieure, et l'inférieure ou interne, postérieure ; — le second, suivant son diamètre longitudinal : la tête de la rate est maintenant inférieure et regarde l'aine droite, la queue est supérieure et regarde l'aiselle gauche. Un examen attentif de quelques instants suffit à faire reconnaître ces déplacements si longs à décrire.

Revenons au manuel opératoire. Il a été dit déjà que les vaisseaux qui parcouraient l'épiploon gastro-splénique étaient nombreux et volumineux, et que la veine splénique, notamment, était énorme. Malgré cela, M. Péan désirait adopter un procédé opératoire qui lui permît de réduire le pédicule dans le ventre après détachement de la tumeur. Il songea au procédé qui lui avait si bien réussi en 1867 : lier séparément à leur sortie du hile

chacune des divisions des vaisseaux de la rate dans autant de fils d'argen
très-fins, couper ceux-ci au ras, détacher la tumeur et réduire le pédicule
après s'être assuré que l'hémostase est complète. Mais au moment de mettre
ce projet à exécution, on s'aperçoit qu'on manque de fils d'argent conve-
nables. On tente la manœuvre avec de fins fils de fer bien recuits. Un fil
double a déjà été passé, mais on reconnaît qu'il ne présente pas une sou-
plesse suffisante et on craint, en outre, qu'il ne vienne à s'oxyder très-
rapidement au contact du sang vivant et à se rompre.

Forcé de renoncer à sa première intention, le chirurgien se décida à
recourir à un procédé assez analogue à celui qu'il emploie pour le pédicule des kystes ovariques : une ligature en masse fut jetée sur l'épiploon
gastro-splénique à 2 cent. au-dessous du point où il s'engageait dans la rate ;
l'anse métallique fut serrée à l'aide d'un ligateur. Puis le cours du sang
interrompu dans la tumeur, une couronne d'éponges fut disposée autour du
pédicule de façon à absorber le sang qui allait s'échapper de la rate au
moment de la section. Celle-ci fut vivement faite et d'un seul coup, l'organe détaché était en même temps rapidement entraîné en dehors et éloigné
de la patiente. Ces précautions n'étaient pas inutiles, car à peine l'épiploon
était-il tranché qu'un énorme flot de sang, environ un litre, qui gorgeait
la tumeur et s'y trouvait emprisonné par la ligature, s'échappait avec
violence et allait inonder le sol.

L'opération était terminée et il ne restait plus qu'à vérifier l'état de la
cavité abdominale, à refermer le ventre et à fixer le pédicule entre les
lèvres de la plaie. A mesure que l'on retirait les éponges et les linges, qui,
dès le commencement de l'opération, avaient été appliqués pour tenir
réduits l'épiploon et les intestins et pour s'opposer à la pénétration de
liquides venant du dehors, on put s'assurer qu'il n'était pas tombé une
seule goutte de sang dans le ventre et qu'aucune portion des viscères
n'avait franchi les lèvres de la plaie. Tous les organes paraissant sains
et bien en place, à l'exception de la grande courbure de l'estomac qui était
un peu soulevée et tiraillée par l'épiploon gastro-splénique formant pédicule
et qui était tendue par la traction du ligateur tenu hors du ventre, on com-
mença à former la suture. Elle fut composée, comme de coutume, par une
série de points de suture à anses profondes et simplement entortillés et superficiels, disposés en alternant. Toutes ces sutures furent faites avec du
fil végétal. Le pédicule fut fixé entre les lèvres de la plaie, dans un point
situé au-dessus de l'ombilic. Son extrémité libre fut traversée au moyen
de fortes épingles placées en croix pour s'opposer à sa rétrocession dans
l'abdomen. En dehors du sang contenu dans la rate, la malade n'avait pas
perdu 60 grammes de sang pendant l'opération.

Enfin la malade, dont la température n'avait pas baissé depuis le commencement, même aux extrémités, fut replacée avec précaution dans son
lit. La durée complète de l'opération avait été d'une heure quarante-cinq
minutes.

Examen de la tumeur. En se vidant du sang qu'elle contenait, la tumeur
a perdu environ la moitié de son volume. Elle présente une couleur lie de
vin assez uniforme ; elle est sillonnée à sa surface par de nombreux vais-

seaux veineux qui se détachent en traînées d'un bleu très-foncé. Elle est charnue, compacte, plus ferme que du tissu hépatique, peu friable, d'une consistance partout égale. Elle s'est encore dégorgée de trois à quatre cents grammes de sang qui sont au fond du vase qui la contient. Ainsi vidée de son contenu, et à peu près réduite au seul volume de son parenchyme, elle présente comme dimensions :

Diamètre longitudinal	22 centimètres.
— transversal	12 —
Épaisseur	8 —
Longueur de la face convexe	27 —

Poids du parenchyme, 1 kilog. 125 grammes. Il a été dit plus haut que la quantité de sang qui s'était écoulée lors de la section pouvait être évaluée à un millier de grammes. Tout ce sang était noir; il n'y a pas eu un seul jet de sang rouge. Le plus gros vaisseau était près du bord droit de l'épiploon gastro-splénique. Il était constitué par la veine splénique, qui avait le volume du doigt ; ses parois étaient fort épaisses.

L'examen histologique de la tumeur a été fait dans le laboratoire de M. Robin. Voici la note qui nous fut remise à ce sujet par M. J. André :

« *Tunique propre.* Formée de tissu fibreux très-dense, très-résistant ; beaucoup plus épaisse qu'à l'état normal, non-seulement dans la portion qui forme l'enveloppe propre, mais encore dans les prolongements qu'elle envoie dans l'épaisseur de l'organe, et dans ceux qui se replient sur les gros vaisseaux. On y trouve encore une assez grande quantité de fibres élastiques très-fines, quelques fibres-cellules.

« *Gros vaisseaux.* Leurs parois sont très-épaisses, riches en fibres musculaires.

« *Corpuscules de Malphigi.* Sur un très-grand nombre de coupes, je n'ai pu en trouver que deux ou trois, et encore le diamètre de ces corpuscules semble-t-il au-dessous du diamètre normal (0,3). Sur une coupe nettoyée au pinceau, on voit que le réticulum conjonctif est très-altéré, et que les vacuoles qu'il limite à l'état normal sont très-larges, aussi larges à la périphérie qu'au centre. Les épithéliums sont en dégénérescence graisseuse.

« Quant à l'enveloppe des corpuscules, elle n'offre rien de particulier à signaler (0,02).

« Il est bon de noter cette absence de corpuscules, pour l'opposer à l'opinion de Heusinger, Rudolphi, Andral, lesquels voyaient dans les corpuscules des produits pathologiques. La vascularisation est très-développée au pourtour de ces corpuscules, et cela jusqu'à une très-grande distance, d'où il suit que l'organe, dans un très-grand nombre de points, a l'aspect d'un véritable tissu érectile.

« *Réticulum.* Il est formé de tissu conjonctif dense et pressé par les vaisseaux fortement dilatés. Ces vaisseaux sont remplis de globules rouges non colorés par le picro-carminate. Dans quelques points, la dilatation est telle qu'elle affecte la disposition de lacunes. Ces lacunes sont disposées de manière à ne pouvoir être confondues avec les canalicules signalés par W. Muller, Frey, etc., et si bien étudiés par Ch. Robin et Legros.

« Les gaines lymphatiques péri-vasculaires sont très-peu apparentes à cause du développement exagéré des vaisseaux. »

Suites de l'opération. Elles furent des plus simples, plus simples même qu'on ne le voit après des ovariotomies qui ont la terminaison la plus favorable.

Dix minutes après qu'elle eut été replacée dans son lit, la malade se réveille. Elle recouvre presque aussitôt sa connaissance et reconnaît les personnes qui l'entourent. Elle accuse une grande soif et se plaint de douleur dans le côté gauche, mais elle déclare qu'elle n'est pas à comparer avec celles qu'elle a endurées. Le reste de la journée et la nuit qui suivit furent très-calmes. Les urines sont rendues très-rouges par la présence d'une grande quantité de globules de sang. Pendant le même temps, le pouls reste entre 80 et 95 pulsations.

Le premier jour, la fièvre est encore très-peu intense, le pouls monte à 100. C'est le chiffre le plus élevé qu'il ait atteint. Les urines sont toujours rouges et chargées de sang. L'appétit, qui s'était fait sentir dès la veille, devient de plus en plus vif. Il y a également du sang dans les selles. Le soir, le pouls tombe à 80.

Samedi 29. Pouls, 84. La malade ne souffre pas; elle réclame de plus en plus des aliments, est très-gaie et si disposée à rire, qu'on est dans l'obligation de la prier de se modérer, dans la crainte des tiraillements qui en résulteraient pour la suture. Les urines sont moins chargées de sang.

2 *mai.* Excellent état. Chute du pédicule. Pouls à 84. Les urines ne charrient presque plus de globules sanguins.

4 *mai.* La journée de la veille a été excellente. Ce matin, la malade a eu un vomissement bilieux et alimentaire. La malade l'attribue à ce qu'on lui a fait manger de la viande la veille; or, voilà longtemps que cet aliment lui répugne au point qu'elle a cessé d'en manger. Du reste, les vomissements ne se reproduisent ni le soir, ni le lendemain. Pouls, 86.

6 *mai.* État très-satisfaisant. La malade est toujours très-gaie. On enlève la dernière épingle de la suture. Elle a déterminé, par son séjour dans l'épaisseur de la paroi, un petit abcès, qui est vidé. La malade porte depuis le troisième jour une suture sèche collodionné. Après l'extraction de l'épingle, on resserre tous les fils de cette suture. Les urines sont redevenues entièrement normales.

13 *mai.* La malade se lève pour la première fois. A partir de ce moment, elle se lève chaque jour et passe plusieurs heures dans un fauteuil.

Quelques jours après, elle se sent assez forte pour quitter sa chambre et descendre au jardin.

Le 22 mai, Mme D...., complétement rétablie, quitte le couvent des Dames Augustines de la rue de la Santé et rentre dans sa famille.

Nous reparlerons des suites éloignées de cette opération dans le chapitre où nous aurons à examiner les conséquences de la splénotomie pratiquée sur l'homme.

III

Il est indispensable de procéder séparément à l'examen des observations qui forment les deux groupes qui précèdent. En effet, si l'organe enlevé, dans les deux cas, est bien le même, les causes qui ont motivé l'extirpation et les moyens employés pour la pratiquer sont absolument différents.

1° *Splénotomies après traumatismes.* — Dans toutes les observations de splénotomie consécutives à un traumatisme des parois abdominales, il s'est toujours agi de rates normales, et tous les sujets, excepté dans l'observation II, étaient sains, robustes et bien portants au moment de l'accident. Dans plusieurs cas, l'étendue de la plaie qui a suffi à livrer passage à la rate était petite : la largeur d'une lame de couteau, 3 1/2 cent. (Dr Bazille, obs. X), 2 pouces (obs. V et VII, Dr Schulz). Pour que la rate s'échappe par un tel orifice, il est indispensable qu'elle s'engage suivant sa longueur, la queue d'abord, puis le reste de l'organe. L'issue s'est-elle faite d'une façon brusque et instantanée ou bien progressivement ? Le Dr Bazille se pose déjà cette question sans pouvoir la résoudre ; mais il note qu'une heure après, la tumeur est reconnue et l'issue complète. Chez la malade de Schulz, la sortie est instantanée et succède de si près à l'arrachement du corps vulnérant, que l'auteur croit à une sorte de succion. Le mécanisme proposé par M. Magdelain, qui fait intervenir le diaphragme, nous paraît plus rationnel. Pour nous, voici l'explication que nous proposerions. Pendant la lutte (couteau, coup de corne, etc.), la poitrine est dilatée pour donner un point d'appui aux muscles ; au moment du choc, au contraire, il y a cri, expiration forcée, contraction énergique du diaphragme et des muscles de l'abdomen, le corps est renversé en avant ; il y a, en un mot, compression violente et subite de tous les organes contenus dans la cavité abdominale, l'extrémité inférieure de la rate est appliquée avec énergie contre la paroi abdominale. Que cette extrémité rencontre la plaie, elle s'engagera entre les lèvres et tout l'organe sera chassé sous l'influence de la pression excentrique, brusquement et d'un seul coup, bien que l'étendue de la plaie puisse être hors de proportion avec son volume. Une frange épiploïque s'engagera et glissera plus facilement encore. Enfin, le pédicule de la rate (épiploon gastro-splénique) étant très-court, il suffira à obstruer le pertuis, et il faudra une plaie bien plus étendue pour que les intestins puissent suivre. (Obs. IV.)

La rate sortie et l'épiploon, qui porte les vaisseaux spléniques, engagés entre les lèvres d'une plaie étroite, ce dernier se trouve bientôt comprimé par les lèvres de l aplaie, qui se tuméfient, le cours du sang gêné. La rate se flétrit vite, sa surface s'excorie, laisse transsuder un sérum roussâtre et se mortifie. Elle devient rapidement irréductible, parce qu'elle continue à recevoir du sang, qui la gonfle, tandis que la rentrée de ce sang par la veine splénique, flasque et sans consistance, est gênée, et que la rate perd elle-même la contractilité qui, ainsi que nous l'avons vu, prend une grande part à sa circulation intérieure. Enfin, la condition de l'adossement des séreuses se trouve réalisé entre l'épiploon et le péritoine pariétal. De là la formation rapide d'adhérences. Ainsi se trouve expliquée l'irréductibilité qui doit se produire au bout d'un temps très-court et qui est notée dans toutes les observations. De ces deux causes, tuméfaction de la rate et adhérences, la première est celle qui se manifeste le plus promptement. En effet, Mathias, qui voit son malade 10 ou 12 henres après l'accident, ne peut réduire, mais il constate qu'il n'y a pas encore d'adhérences ou du moins qu'elles sont très-faibles, puisqu'il peut attirer la rate au dehors. Au contraire, Schulz, qui examine sa malade environ 24 heures après le traumatisme, rencontre des adhérences qui s'opposent au glissement du pédicule. L'épiploon, comme la rate, devient rapidement irréductible et adhérent (Obs. VIII).

Le manuel opératoire adopté pour toutes ces splénotomies succédant à des plaies étroites, se trouve être le même dans tous les cas. D'abord une forte ligature placée sur la racine de la tumeur, ensuite excision de la partie herniée. Mathias, qui rencontra un pédicule non adhérent, plaça deux ligatures, une première plus en dehors, à l'aide de laquelle il attira davantage la rate, puis une deuxième tout près de son hile. Il laissa de l'organe gros comme une aveline. Ceux qui, comme le Dr Bazille, préférèrent ne pas exciser l'organe lié, le virent, sans profit pour le malade, tomber en putrilage et le fil se détacher après 5 jours (Obs. X).

L'hémorrhagie, qui peut succéder à l'excision, ne paraît, dans aucun cas, avoir causé de grands embarras. L'observation de Mathias dit « hémorrhagie sans importance ». Schulz, qui ne se décide à

lier en masse qu'après avoir reconnu l'impossibilité de lier séparément les vaisseaux à leur sortie du hile, voit trois branches de l'artère splénique donner après le détachement de la tumeur. Il les lie
sans difficulté (Obs. VII). Il en est de même dans l'observation XIe.

Une chose étonne en lisant ces onze observations, c'est que toutes
aient abouti à la guérison dans un temps toujours relativement court,
de 15 à 20 jours en moyenne, un mois dans les cas les plus défavo-
rables. Les choses se passeraient-elles toujours ainsi, ou bien n'a-
t-on publié que les faits qui ont abouti à un résultat favorable? Cette
dernière opinion est la plus probable, bien qu'il nous paraisse assez
singulier que nous n'ayons pu découvrir dans les recueils scientifi-
ques un seul cas de splénotomie consécutive à un traumatisme qui
fût suivi de mort. Il ne manque pas d'exemples de plaies aussi
étroites des parois de l'abdomen, sans lésion des viscères, qui aient
déterminé une terminaison fatale. Il suffit pour cela que le corps
vulnérant ouvre un vaisseau qui laisse échapper une certaine quantité de sang dans la cavité séreuse et une péritonite survient. Or, dans
aucune de nos observations il n'est fait mention de péritonite[1];
l'issue même de la rate et la compression qu'elle exerce par son
pédicule sur les lèvres de la plaie, nous paraît représenter une condition excellente pour s'opposer à la pénétration du sang dans le
ventre.

2° *Splénotomies par la gastrotomie.* Les résultats donnés par les
opérés du second groupe sont bien différents : 8 opérations, 3 guérisons ! Il est vrai qu'ici les conditions présentées par les malades
sont tout autres et les difficultés opératoires sans comparaison avec
ce qu'on les voit être dans le premier groupe. Examinons donc rapidement ces divers points.

D'abord l'état général des malades : tous souffrent depuis longtemps, sont affaiblis, épuisés, découragés par leurs souffrances mêmes
et par l'impuissance de nombreux traitements essayés. La malade de
Fioravanti est cachectique, jambes œdématiées et ulcérées; malgré
cela, elle survit à l'opération. La malade de Quittenbaum porte une
hypertrophie de la rate consécutive à une cirrhose du foie. Le malade de Küchler a eu des fièvres intermittentes qui paraissent avoir
causé l'hypertrophie de la rate. La malade de M. Spencer Wells pré-

---

1. A part l'Observation II où il y eut pour le moins un abcès des couches profondes
des parois et sans doute une péritonite partielle qui ne paraît pas imputable à la splénotomie.

sente une assez pauvre constitution et est épuisée. La première malade de M. Péan est fort débilitée, anémie considérable, a de graves troubles digestifs, de la dysménorrhée, état fébrile et névropathique. La constitution de la première malade de M. Kœberlé est fort compromise. La deuxième opérée de M. Péan conserve encore une certaine résistance, malgré des accidents très-pénibles et très-graves faisant sentir leur action depuis assez longtemps; menstruation très-irrégulière, grossesses répétées.

Pour le volume des tumeurs, toutes sont énormes : de 2 k. 200 gr. à 6 kilog. 750 gr. Toutes exigent par conséquent, pour être attirées hors de la cavité abdominale, une incision des plus étendues. Deux présentent des adhérences étendues, et l'une d'elles des adhérences diaphragmatiques dont la rupture amène une hémorrhagie en nappe que M. Kœberlé ne peut venir à bout de réprimer. Le grand volume de ces tumeurs est surtout intéressant à un autre point de vue. Sur les huit rates enlevées, il y en a six atteintes d'hypertrophie. Or, elles sont gorgées de sang, et la quantité de ce liquide soustraite à l'organisme par le fait même de l'ablation de la tumeur est considérable, parfois même énorme comme dans l'observation XVII, où il ne nous paraît pas exagéré de l'évaluer au moins à 2,000 grammes !

Quant aux difficultés opératoires, on peut dire qu'il faut placer en tête le danger des hémorrhagies, puisque sur cinq insucccès, quatre paraissent devoir être rapportés à cette cause. Quittenbaum, qui sut pourtant éviter cette complication, eut l'ennui de rencontrer une sclérose du foie. Il eut, en outre, le tort de laisser les intestins s'échapper hors du ventre et l'idée plus malencontreuse encore de les oindre d'huile avant de les replacer dans le ventre. L'ensemble de l'opération, d'ailleurs, paraît n'avoir pu être heureusement conduit, puisqu'en plaçant la ligature sur l'épiploon gastro-splénique, l'opérateur ne s'aperçut pas qu'il y comprenait la queue du pancréas. Le Dr Küchler, qui paraît avoir victorieusement lutté contre l'hémorrhagie pendant tout le cours de l'opération, vit pourtant son malade succomber par cette cause. Il avait négligé de lier une des branches de l'artère séplénique. Il semble que M. S. Wells ait échoué aussi par le même motif. Dans la pensée de former de l'épiploon gastrosplénique un pédicule représentant une masse, il le tord sur lui-même, la veine splénique énorme se rompt et l'inonde de sang. La première malade de M. Kœberlé succombe à une effrayante hémorrhagie dont il estime la quantité à 3,500 grammes.

En résumé, on nous paraît fondé à admettre que c'est la crainte des hémorrhagies qui représente la principale difficulté pendant l'extirpation de la rate par la gastrotomie. Nous reviendrons sur cette question, quand nous parlerons du Manuel opératoire.

ANATOMIE DE LA RATE. — MOYENS DE FIXITÉ. — RAPPORTS.

Nous serons très-bref au sujet de l'anatomie de la rate et nous nous bornerons à peu près exclusivement à examiner les points dont la connaissance offre le plus d'intérêt au sujet du manuel opératoire suivi par les chirurgiens qui ont pratiqué la splénotomie.

L'*absence congénitale* est un fait très-rare, mais indubitable. Toutes les fois qu'elle a été constatée, elle coexistait avec une ou plusieurs autres anomalies. M. Sappey recommande de n'accueillir les observations de ce genre qu'avec la plus grande réserve. Toutefois, il admet comme non douteux les faits de Martin[1] et de Valléix[2]. Dans ces deux cas, il s'agissait de très-jeunes enfants, et le premier présentait une transposition de l'estomac. M. Boudet[3] et M. Liouville[4] ont publié chacun une observation. Antérieurement, Heusinger[5] en avait rapporté deux, assez concluantes d'ailleurs.

Les exemples de *rates multiples* ou mieux dédoublées sont assez nombreux. M. Sappey a rencontré trois fois des rates doubles. Duverney l'a vue triple chez un sujet, quadruple chez un autre. Patin en a rencontré cinq et Cruveilhier sept. Otto, cité par Cruveilhier, en aurait vu vingt-trois.

De tous les organes de l'économie, la rate est celui dont le *volume* peut varier le plus. M. Sappey, faisant des recherches sur les rates de dix hommes et de dix femmes, a trouvé les moyennes suivantes :

HOMMES	Longueur . $0^m,123$		FEMMES	$0^m,115$
	Largeur . . $0^m,082$			$0^m,082$
	Épaisseur . $0^m,032$			$0^m,029$

Le *poids* varie dans la même proportion que le volume : 195 gr.

---

1. *Bull. de la Soc. anat.* 1826, t. I, p. 40.
2. *Ibid.*, 1834, t. IX, p. 251.
3. *Ibid.*, t. XII, p. 264, année 1837.
4. *Ibid.*, année 1868.
5. *Journ. compl. des Sc. méd.*, t. X, p. 216. *Sur les monstruosités de la rate.*

pour le poids cadavérique moyen de la rate (Sappey) ; il faut ajouter environ 30 grammes pour obtenir le poids moyen du sang qui la distend à l'état physiologique, soit 225 grammes.

La rate est *située* dans la profondeur de l'hypochondre gauche, immédiatement au-dessous de la voûte diaphragmatique, à la partie supérieure de laquelle elle est reliée et reste appendue. Elle s'étend entre le grand cul-de-sac de l'estomac, auquel elle adhère par l'épiploon gastro-splénique et le diaphragme, qui la sépare des 9e, 10e et 11e côtes pendant l'expiration.

Elle a la *forme* d'un croissant, dont la face concave regarde la grosse tubérosité de l'estomac et s'applique sur elle, par sa moitié antérieure, pendant l'état de réplétion du ventricule. Elle est allongée de haut en bas et de dehors en dedans. De ses deux faces, l'une, externe ou supérieure, est convexe, unie, et se moule sur la concavité du diaphragme ; — l'interne ou inférieure, légèrement concave, est divisée en deux parties à peu près égales par le hile, la moitié antérieure étant pourtant un peu plus grande.

Des deux bords, l'antérieur, mince et convexe, s'applique sur la grosse tubérosité stomacale ; — le postérieur, beaucoup plus épais, presque droit suivant la longueur, convexe transversalement. Quant aux *extrémités*, la supérieure ou tête, plus volumineuse, répond au diaphragme ; — l'inférieure ou queue reçue dans un repli du péritoine, en forme de nid de pigeon, est supportée par la partie latérale gauche du diaphragme.

Les *moyens de fixité*, constitués tous par des replis du péritoine, sont au nombre de quatre : 1º l'épiploon gastro-splénique ; 2º le ligament phréno-splénique ; 3º le pancréatico-splénique ; 4º le sac en nid de pigeon. Leur résistance est très-inégale. Les deux premiers sont les plus puissants.

1º L'épiploon gastro-splénique est formé par le péritoine qui enveloppe complétement la rate en adhérant fortement à sa membrane fibreuse. Ses deux feuillets s'adossent, au niveau du hile, et forment un repli qui se porte à la grosse tubérosité de l'estomac sur les deux faces duquel ils vont s'étaler. La longueur de cet épiploon varie suivant que l'estomac est vide ou plein. Il peut disparaître complétement pendant la distension du ventricule par les aliments. Dans son épaisseur rampent les vaisseaux courts et les vaisseaux propres de la rate. Sa brièveté est un embarras et l'importance des vaisseaux qu'il renferme constitue une difficulté pour extirper la rate.

2° Le phréno-splénique, ligament de forme triangulaire très-analogue aux ligaments latéraux du foie, de direction verticale et transversale, unit la face interne de la rate à la partie la plus élevée du pilier gauche du diaphragme.

3° Le pancréatico-splénique, toujours très-court (2 cent. au plus, Sappey), simple pont membraneux jeté entre la queue du pancréas et l'extrémité inférieure de la face interne de la rate. Ce pont disparaît même lorsque la queue du pancréas vient s'appuyer contre la rate. Ainsi s'explique que des chirurgiens aient pu lier et exciser une portion du pancréas en extirpant la rate. L'artère gastro-épiploïque gauche le traverse de haut en bas pour se rendre à la grande courbure de l'estomac.

4° Le sac séreux représente un moyen de fixité très-peu puissant pour la queue de la rate qui s'en échappe assez fréquemment. Le plus actif de ces moyens de contention est le phréno-splénique ; les gastro- et pancréatico-splénique, s'insérant sur des organes qui sont eux-mêmes mobiles, ne peuvent avoir que peu d'efficacité.

Les *rapports* de la rate sont les suivants : La face externe est en rapport avec la concavité du diaphragme. La face interne regarde par sa partie située en avant du hile la grosse tubérosité de l'estomac sur laquelle elle s'applique dans certains cas ; sa moitié postérieure est en rapport avec l'arrière-cavité des épiploons, le pilier gauche du diaphragme et la queue du pancréas. Le bord antérieur répond au diaphragme et un peu à la paroi abdominale. Le postérieur est en rapport avec la partie supérieure du rein gauche et sa capsule surrénale.

L'*artère splénique*, branche du tronc cœliaque, est remarquable par son volume, l'épaisseur de ses parois et les fluxuosités qu'elle décrit. Sa longueur en ligne droite est d'environ 12 cent. Elle se divise en trois ou quatre branches au moment où elle se dirige vers le hile. De ces branches émanent les vaisseaux courts qui vont se porter à la grosse tubérosité de l'estomac. Les trois ou quatre premières branches se subdivisent à leur tour de façon à former de six à dix branches secondaires qui vont se répandre aux divers départements de la rate qui, d'après M. Sappey, peuvent être au nombre de trois à cinq, mais ne dépassent jamais ce dernier chiffre.

La *veine splénique*, d'un calibre extrêmement considérable, au moins double de celui de l'artère, se divise toujours exactement en autant de branches que celle-ci dans son trajet dans la rate. Avant son entrée, la veine splénique contient une tunique adventice très-épaisse et une couche de fibres musculaires.

Dans leur trajet à l'intérieur de la glande, les divisions se trouvent réduites, au contraire, à leur tunique interne et forment de véritables sinus. La veine splénique en s'unissant à la grande mésaraïque, constitue le tronc de la veine porte.

Les *lymphatiques* de la rate sont peu nombreux. Les superficiels paraissent ne pas exister chez l'homme, d'après M. Sappey. Les profonds, bien observés, suivent exactement le trajet des branches veineuses. Ils se jettent dans de très-petits ganglions qui entourent la queue du pancréas.

Les *nerfs* émanent du plexus solaire, forment un plexus spécial pour la rate et suivent le trajet de l'artère. On ignore leur mode de terminaison.

DE LA VALEUR DE LA SPLÉNOTOMIE.

INDICATIONS ET CONTRE-INDICATIONS.

Quelle valeur accorder à la splénotomie considérée comme opération chirurgicale? — Pour répondre à cette question, nous ne pouvons que raisonner d'après l'ensemble des faits qu'il nous a été possible de réunir et qui sont au nombre de dix-neuf. Ils se décomposent ainsi :

11 splénotomies faites sur des rates herniées et devenues irréductibles à la suite d'une plaie des parois de l'abdomen. Dans six de ces opérations (obs. ii, iv, v, viii, x, xi), la rate fut enlevée en entier; — dans les 5 autres (obs. i, iii, vi, vii, ix), l'ablation ne fut que partielle, mais comprit la majeure partie de l'organe. Ces 11 opérations se sont terminées par la guérison.

8 splénotomies faites de propos délibéré par la gastrotomie, en vue d'extirper des tumeurs volumineuses compromettant l'existence des malades dans un temps plus ou moins court, et ayant donné 3 succès (obs. xii, xvi, xix) et 5 insuccès (obs. xiii, xiv, xv, xvii, xviii).

Revenant aux faits du premier groupe, on est en droit de se demander si la splénotomie, pratiquée un très-grand nombre de fois avec succès sur les animaux, dans un but expérimental, et sans paraître causer consécutivement des troubles bien saisissables dans la santé de ceux-ci, présenterait encore la même innocuité lorsqu'elle est faite sur un homme sain et robuste, au moment de l'accident, et que l'ablation porte sur une rate normale? La question, si on devait la résoudre à l'aide des seules observations qu'il nous a été possible de découvrir dans les auteurs et qui se terminent toutes par la guérison, ne pourrait faire naître de doute sur la réponse à faire. Mais nous nous résoudrions difficilement à admettre que l'ablation de la rate consécutivement à un traumatisme dût être toujours une opération aussi simple dans ses effets, aussi incapable de faire naître des complications graves, et aussi innocente dans ses suites que le représentent les observations citées. Nous pencherions bien plus volontiers à croire que, par un concours de circonstances facile à expliquer, aucun des insuccès n'a été publié par le motif même que l'importance des traumatisme avait paru suffisante aux observateurs pour déterminer la mort et que, partant, le fait leur semblait sans grand enseignement au point de vue de la clinique. Tandis que, au contraire, dans le cas de la guérison, l'issue a semblé tellement en dehors de toute préoccupation et si exceptionnelle qu'aucun chirurgien n'a cru pouvoir s'abstenir de porter à la connaissance du public médical un fait de cette importance. Aussi, dans notre opinion, serait-ce se leurrer d'un espoir bien sujet à désillusion que d'avancer que toute splénotomie pratiquée, dans ces conditions, doit nécessairement aboutir à la guérison.

Quant à l'indication de pratiquer l'ablation de la rate échappée de la cavité abdominale à travers une plaie des parois et devenue irréductible, il ne nous paraît pas qu'elle puisse devenir l'objet d'une contestation de la part d'aucun chirurgien. Le médecin, dans ce cas, ne fait qu'imiter le procédé même employé par la nature, qu'il aide dans une certaine mesure en diminuant pour le malade, ou en abrégeant la durée des causes qui peuvent lui devenir préjudiciables ou fâcheuses.

On a vu de combien il s'en faut, — toujours en raisonnant sur la donnée des seuls faits connus de nous, — que la splénotomie faite de propos délibéré, en vue d'extraire une volumineuse tumeur de la rate, donne des résultats aussi favorables. Trois succès sur huit opétions ou même, si l'on veut tenir compte des réserves faites au sujet de l'authenticité du cas de Zacarelli etFioravanti, deux succès sur sept opérations, ce n'est pas là un résultat absolument entraînant. Il indique pourtant, suivant nous, qu'il ne faut pas complétement désespérer et que l'opération dont nous parlons mérite plutôt de fixer l'étude que de recevoir une condamnation péremptoire. La réserve que nous indiquons nous paraît d'autant mieux motivée qu'un des opérées survit depuis neuf ans ; que durant ce temps sa santé s'est toujours maintenue bonne ; que Mlle C... n'a éprouvé aucun inconvénient grave imputable à l'opération qu'elle a subie ; et qu'enfin il est douteux, sans parler des douleurs et des accidents qu'elle causait à la patiente, que la tumeur eût permis à la malade de conserver une existence aussi longue [1]. Le second succès est encore de date trop récente pour être bien significatif, mais nous ne pouvons nous empêcher de reconnaître que, jusqu'à ce jour, tout fait augurer des suites également favorables.

Deux succès sur 7 cas, c'est peu, et quoiqu'ils appartiennent tous deux au même opérateur, nous n'oserions guère espérer que la proportion des guérisons atteignît un chiffre beaucoup plus élevé par la suite. Mais sans parler de l'opération césarienne, autre opération *d'urgence*, — et à nos yeux la splénotomie ne devra jamais prétendre à un autre titre, — que d'opérations qui, au moins à leurs débuts, n'ont pas donné des résultats plus favorables, et qui n'en sont pas moins passées dans la pratique courante des chirurgiens d'élite : l'ovariotomie, la désarticulation de la cuisse, la résection du genou, etc.

Nous ne cherchons à nous bercer d'aucune illusion et nous nous expliquons bien que tentée pour une hypertrophie de la rate, par exemple, la splénotomie n'aurait de chances un peu nombreuses de réussite qu'à la condition d'être entreprise à une époque où peu de chirurgiens se soucieraient encore d'assumer la responsabilité d'un tel fait et où peu de malades se résigneraient à s'y soumettre. En effet, l'existence déjà ancienne d'une tumeur volumineuse, les troubles graves qu'elle a déterminés par sa seule présence, les modifications importantes apportées à la masse du sang et à l'organisme tant par l'abolition de la fonction de la rate que par la gêne causée aux organes voisins pour l'accomplissement de leurs fonctions (foie, appareils digestif, circulatoire, respiratoire, etc.), l'épuisement qui résulte pour l'économie de ces diverses causes réunies, la formation

---

[1]. Nous ne discuterons pas ici la question de savoir si la splénotomie était le seul moyen à tenter pour obtenir la guérison d'un kyste séreux de la rate. Cette question nous occupera quand nous parlerons des indications. Nous raisonnons en restant dans la donnée du fait tel qu'il s'est produit, c'est-à-dire une gastrotomie ayant été entreprise pour l'extraction d'une tumeur kystique, de siége mal déterminé, qu'on supposait devoir être ovarique et qui fut trouvée splénique.

d'adhérences étendues, la détérioration qui peut se produire secondairement dans d'autres organes, ce sont là autant de conditions fâcheuses que rencontrera sûrement le chirurgien qui se décidera à
opérer à une période avancée de la maladie et qui pèseront singulière-
ment sur le résultat définitif.

Malgré cela, comme nous estimons que le devoir du chirurgien
exige qu'il ait assez d'abnégation pour ne pas refuser son assistance
tant qu'il ne lui est pas démontré que toute intervention reste sans
espoir, dût-il même pour cela vaincre certaines répugnances d'amour-
propre, nous allons tenter de rechercher quelles peuvent être les indications et les contre-indications de l'extirpation de la rate malade.

Nous commençons par déclarer que l'extirpation de la rate malade ne nous paraîtra justifiable que comme opération d'absolue nécessité (et par là nous n'entendons pas dire qu'elle ne doive être tentée qu'*in extremis*), en présence d'une altération de la rate telle
qu'elle ait résisté à tous les traitements rationnellement appliqués, et
qu'elle présente une marche assez rapide pour faire redouter la mort,
non à bref délai, mais dans un avenir qui paraît prochain. Il va sans
dire que nous enlevons tout d'abord toutes les tumeurs de mauvaise
nature de la rate qui ne sont presque jamais primitives et qui, en
supposant que l'opération réussît, seraient sûrement suivies de réci-
dive. Nous bornerons notre examen aux trois variétés de tumeurs
qui ont jusqu'ici motivé l'opération de la splénotomie : kystes séreux,
kystes hydatiques, hypertrophie de la rate. Nous commencerons par
les kystes.

Les kystes séreux et les kystes hydatiques de la rate sont-ils susceptibles de motiver l'extirpation de cet organe? Évidemment non, et
ce serait vouloir multiplier à plaisir les risques à faire courir au malade que de se décider, après un diagnostic certain de la nature de
la tumeur et de son siége d'origine, à une telle intervention. Si deux
observations (XVIe et XVIIIe) de ce genre existent dans la science,
la gastrotomie n'a été entreprise qu'en conséquence d'un diagnostic
resté incomplet, quant au siége, au moins pour un cas (le XVIe). S'il
en eût été autrement, la conduite des opérateurs serait blâmable.
Comment admettre, en effet, qu'on puisse proposer de recourir à la
gastrotomie et à ses conséquences toujours graves, quand il peut suffire
parfois d'une simple ponction capillaire pour procurer la guérison ou,
dans des cas moins favorables et les plus nombreux, il faut le dire,
de l'ouverture de la tumeur à l'aide des caustiques (méthode de Réca-

mier) suivie d'injections détersives et modificatrices? Cette conclusion s'impose si fortement par elle-même, que nous croyons inutile d'y insister davantage. Le Dr Simon (de Rostock) a cru voir encore dans la rupture de la rate une des indications les mieux justifiées de la splénotomie. L'opinion opposée nous paraît seule être hors de contestation, car l'abondance de l'hémorrhagie ou la soudaineté de la péronite qui succède à la rupture de la rate ne laisseront même pas au chirurgien la latitude de se poser la question de savoir s'il doit intervenir par une opération.

Reste l'hypertrophie de la rate. Ici nous aurons à nous étendre davantage, car il s'en faut de beaucoup que tous les cas d'hypertrophie soient justifiables de la splénotomie; tout au plus est-elle indiquée dans quelques cas très-exceptionnels.

L'hypertrophie de la rate est l'hypergenèse de tous les éléments normaux de cet organe, en nombre et en volume, sans altération considérable ou prédominante de ces éléments. Cette définition la fait distinguer absolument de la simple intumesence. L'hypertrophie peut être primitive ou consécutive. Rare sous la première forme, son étiologie est encore à peu près hypothétique. Suivant Valleix, la seule cause qui serait à peu près établie consisterait en violences extérieures; Monneret et L. Collin partagent la même opinion. Consécutive, on la retrouve le plus souvent liée à l'infection paludéenne, à la cachexie leucémique, à certaines maladies du foie, notamment à la cirrhose, à l'oblitération de la veine porte. Dans tous ces cas, à mesure que l'on observe l'augmentation de volume de l'organe, on constate que son tissu devient dense, ferme et comme charnu. A la suite des affections typhoïdes, puerpérales, scorbutiques, on reconnaît bien aussi l'hypertrophie de la rate, mais alors l'augmentation de volume de l'organe s'accompagne de ramollissement.

Or, au point de vue tout particulier des indications de la splénotomie qui doivent exclusivement nous occuper ici, il n'est pas douteux qu'on ne doive absolument s'abstenir de toute intervention chirurgicale à l'égard de ces hypertrophies secondaires. Contre les hyperspléniers paludéennes, on a le sulfate de quinine, l'arsenic, l'électricité et, dans les cas invétérés et rebelles, l'hydrothérapie. Chercher tout d'abord à soulager de sa tumeur splénique un malade porteur d'une sclérose du foie, d'une cachexie leucémique ou d'une oblitération de la veine porte, serait comprendre le problème au rebours; proposer dans ces cas une opération serait faire œuvre

Barrault.   4 parfaitement inutile et même quelque chose de plus. Les observations de M. le professeur Vulpian, signalées dans la partie physiologiques de ce travail sur l'augmentation de volume de la rate dans les anémies, font assez comprendre le seul traitement à opposer aux hypersplénies consécutives à l'état typhoïde, puerpéral ou scorbutique.

Il ne nous reste donc plus à examiner que l'hypertrophie splénique idiopathique. Son début est le plus souvent insidieux, la progression de la maladie lente. Grisolle fait précisément remarquer que c'est cette forme qui comporte le pronostic le plus grave et qu'elle finit tôt ou tard par tuer les malades. Elle exerce rapidement une influence fâcheuse sur la nutrition et amène la dépression des forces. La douleur, qui revêt souvent la forme de paroxysmes avec exacerbations, concourt au même but. Bientôt se produisent des symptômes sympathiques : vomissements, dyspnée, palpitations, gastrorrhagies, etc., et plus tard, l'œdème des membres inférieurs, leur ulcération, l'ascite. Le poids de l'organe hypertrophié peut devenir énorme ; le plus souvent, il reste entre 1 à 2 kilogrammes. Grisolle a présenté une rate à l'académie de médecine qui pesait 4,100 gr. Haller en a vu de 13, de 15, de 18 livres ; Colombat, une de 33 livres (Sappey). Plusieurs de ces rates hypertrophiées ont été trouvées encroûtées de cartilage. Ajoutons que la thérapeutique n'est que trop souvent impuissante contre cette forme d'hypertrophie et que, d'après l'estimation du plus grand nombre des auteurs, il est rare que les malades atteints de cette affection survivent plus de cinq à dix ans, comptés depuis l'époque du début.

Ceci posé, dans quels cas serait-on fondé à proposer la splénotomie? Pour en venir à cette extrémité, il faudrait que tous les organes essentiels à la vie aient été reconnus sains ; que l'hypertrophie splénique déterminât des symptômes sympathiques considérables et paraissant compromettre l'existence à bref délai ; qu'elle ramenât des crises douloureuses insupportables par leur acuité ou par leur fréquence ; que le volume de la tumeur ne fût pas encore excessif, car, dans le cas contraire, la quantité considérable de sang dont le malade se trouverait subitement spolié le mettrait sûrement dans l'impossibilité de résister aux suites de l'opération ; que la tumeur parût dépourvue d'adhérences, ou, du moins, que tout portât à penser que, s'il en existe, elles ne sont encore que peu étendues et qu'elles n'intéressent pas des organes d'une texture trop délicate.

Les contre-indications absolues sont : un état d'épuisement très-avancé du malade ; la coexistence d'une lésion grave d'un ou de plusieurs organes importants ; ou, au contraire, le peu d'intensité des symptômes sympathiques et douleureux, les troubles de la nutrition ne devenant que lentement inquiétants ; le volume de la tumeur dépassant un poids de trois ou quatre kilogrammes, car, si nous nous guidons sur l'unique cas que nous ayons vu, on peut estimer au moins à un tiers du poids total de la tumeur celui du sang qui la pénètre au moment de l'ablation et l'organisme ne résisterait certainement, après une telle opération, à une plus grande soustraction, de ce liquide ; la reconnaissance d'adhérences étendues, notamment avec diverses portions du tube digestif, mais surtout avec le diaphragme. La première opération de M. Kœberlé ne laisse aucun doute sur la contre-indication formelle qu'entraîne une telle disposition.

En résumé, de cet examen résulte que l'extirpation de la rate hypertophiée n'a que des indications extrêmement limitées ; qu'elle ne pourra jamais être qu'une opération tout à fait exceptionnelle, indiquée seulement dans des cas excessivement rares. A ce compte et tout en constituant une réelle acquisition pour le chirurgien et le physiologiste, elle se présente autant comme une curiosité scientifique que comme une opération chirurgicale destinée à recevoir de fréquentes applications. C'est une ressource extrême et un expédient, non un procédé régulier de traitement à proposer par le chirurgien.

Si, dans quelques cas exceptionnels, la splénotomie peut être tentée, il nous reste à examiner quel est le manuel opératoire le plus sûr pour la pratiquer.

MANUEL OPÉRATOIRE. TRAITEMENT.

La splénotomie exige, pour pouvoir être pratiquée avec le plus de chances de succès, que le chirurgien soit secondé par un appareil instrumental assez complet et par des aides exercés à ces sortes d'opérations.

1° *Choix de la chambre.* — Autant que possible le malade sera opéré dans la chambre même qu'il devra occuper pendant le traitement consécutif. Cette chambre sera vaste, spacieuse, bien close, ne communiquera avec l'extérieur que par le moyen d'un couloir ou d'une chambre ; elle sera pourvue d'une cheminée ; enfin elle présentera une orientation et des conditions telles qu'elles permettent d'y entre-

tenir, en été ou en hiver, une température assez régulièrement constante, de 20° à 24° C. Inutile d'ajouter qu'elle ne devra pas être dans
le voisinage d'un centre nosocomial d'où pourraient rayonner l'infection purulente, l'érysipèle ou toute autre maladie infectieuse. Ce lo-
cal ne sera garni. que des meubles indispensables. Les rideaux,
tentures, tapis, accumulation de linges, tous les objets, en un mot,
qui pourraient absorber et retenir les produits gazeux de la respiration, de l'exhalation cutanée, de la suppuration, en seront éloignés
avec soin. Toutes les pièces de pansement qui ont servi et toutes les
déjections seront immédiatement emportées loin de la chambre du
malade.

2° *Instruments*. — En première ligne, il faut placer les pinces à
forcipressure de différents modèles : 1° pinces à forcipressure ordinaires et pourvues de crémaillère ; 2° pinces destinées à fournir une
pression linéaire, dites pinces en T ; 3° quelques pinces hémostatiques
dites *en cœur* (modèles de M. Péan) ; deux serre-nœuds ligateurs,
modèle du Dr Cintrat ; un clamp linéaire revêtu sur l'une de ses faces
d'une doublure faite d'une substance mauvaise conductrice de la cha-
leur (clamp linéaire de M. Péan). Des fils de fer bien recuits, et
d'une certaine force, mesurant chacun 0,80 de longueur, et destinés
à former une ligature en masse sur l'épiploon gastro-splénique ; des
fils d'argent d'un très-petit diamètre ; deux bistouris ; une sonde
cannelée ; une quarantaine d'éponges de diverses grosseurs, les plus
petites destinées à être montées sur des pinces de diverses lon-
gueurs ; un nombre égal de serviettes chauffées et entretenues pendant toute la durée de l'opération à une température de 30 à 35° C.;
des fils de soie très-fins pour les ligatures perdues ; d'autres plus
gros, pour la suture des parois ; des cautères de diverses formes, et
qui seront maintenus au rouge blanc pendant tout le cours de l'opération, de façon à rester toujours en état d'être employés. Ce n'est
pas commettre un excès de luxe que de se prémunir en abondance
de tous ces agents, car on peut répéter à leur sujet ce que les straté-
gistes disent des fortifications : au moment d'une opération, les instruments représentent pour le chirurgien du travail accumulé.

Il faut faire choix, autant que possible, d'éponges fines, très-
douces et n'ayant jamais servi. Malgré cela, on aura, au préalable,
la précaution de les laisser tremper pendant plusieurs heures dans
l'eau chaude, et de s'assurer, au moyen de lavages répétés, qu'elles
ne contiennent plus aucune particule de sable ni aucun gravier. Si

on ne pouvait disposer que d'éponges ayant déjà servi, on aurait le soin de les purifier dans un courant d'acide sulfureux ou dans un bain chargé d'hypochlorite de soude ou d'une solution d'acide phénique. Ces éponges, bien lavées et bien exprimées, seront passées dans l'alcool, puis réchauffées à l'eau chaude au moment de l'opération, de façon à être présentées humides et à une température de 30⁰ environ.

Les serviettes, au moment d'être utilisées, devront avoir une température semblable. Elles seront faites d'une toile fine et souple, autant que possible déjà un peu usée, afin d'être plus douces et de mieux absorber les liquides, mais non assez usées pour qu'elles deviennent pelucheuses, ni qu'elles puissent se déchirer.

3° *Aides.* — Quatre, au moins, sont nécessaires; M. Péan en emploie communément un nombre double. L'un d'eux s'occupera exclusivement de l'administration du chloroforme; deux autres, placés à droite et à gauche du malade, s'occuperont à maintenir les lèvres de la plaie et à s'opposer à l'issue, hors de la cavité abdominale, de l'intestin ou de l'épiploon; le quatrième sera préposé aux instruments.

Opération. — Maintenant, examinons les divers temps dont se compose l'opération.

1ᵉʳ *temps : Incision des parois abdominales.* La longueur à donner à cette incision variera nécessairement avec le volume de la tumeur. Elle doit s'étendre au-dessus et au-dessous de l'ombilic, de telle sorte que ce dernier point la divise approximativement en deux moitiés. M. Péan fait toujours cette incision sur la ligne médiane, dans l'interstice des deux muscles grands droits. Arrivé au niveau de l'ombilic, il évite d'intéresser l'anneau fibreux en le faisant contourner par la lame du bistouri aux dépens des muscles du côté gauche. La section des divers plans qui composent la paroi abdominale est faite couche par couche jusqu'à ce qu'on soit parvenu au niveau du feuillet pariétal du péritoine qu'il faut bien se garder d'intéresser. Des pinces hémostatiques sont alors placées sur tous les orifices des vaisseaux divisés, puis ces pinces, rejetées au dehors, sont confiées aux aides préposés à maintenir les parois. Küchler et M. S. Wells, dans leurs opérations, ont dirigé leur incision le long du bord externe du muscle droit de l'abdomen du côté gauche.

La plaie, bien débarrassée du sang qu'elle pouvait contenir ou de

débris de graisse , on ouvre le péritoine sur une longueur corres-
pondante , soit à l'aide de la sonde cannelée et du bistouri , soit
simplement avec des ciseaux. Au lieu de faire cette incision d'un
seul coup , il est préférable d'agir par fractions de manière à pouvoir
saisir immédiatement entre les mors des pinces hémostatiques tout
vaisseau divisé qui pourrait laisser écouler du sang dans la cavité
séreuse.

2ᵉ temps : Dégagement de la tumeur, son attraction au dehors. A
ce moment , la tumeur est à nu et l'œil peut la reconnaître. Afin
de s'opposer à la pénétration d'aucune partie liquide ou solide
venant de la coupe des parois dans la cavité péritonéale et surtout
pour assurer la contention des anses intestinales et de l'épiploon
qui pourront tendre à s'échapper pendant les manœuvres d'extraction,
les lèvres de la plaie seront recouvertes, dans toute leur longueur,
avec des serviettes chauffées , que les aides maintiendront régulièrement appliquées en ayant le soin de les engager un peu dans la
cavité abdominale, de façon à former un bourrelet légèrement
saillant en dedans. Entre la face profonde de ces serviettes et la peau,
ils auront rangé, perpendiculairement à la ligne de section, toutes
les pinces placées sur les vaisseaux soit des parois, soit du péritoine.
Ces dispositions devront être soigneusement conservées jusqu'au
complet dégagement de la tumeur.

Le regard a rencontré la tumeur, mais le plus ordinairement
elle sera encore sous-jacente, au moins dans une grande partie
de son étendue, au grand épiploon, qui la coiffe. Ici, deux
cas peuvent se présenter. *a. L'épiploon n'est pas adhérent.* Il suffit
alors de le saisir par en bas, de le relever comme un tablier
jusqu'au bord supérieur de la tumeur et de le refouler sous
l'hypochondre gauche, entre l'estomac et le foie où on le main-
tiendra réduit au moyen d'une ou de plusieurs éponges chauffées.
L'aide du côé droit fixera ces éponges en même temps que les serviettes appliquées sur les parois, et il aura le soin de s'assurer
exactement du nombre des éponges ainsi introduites , afin qu'aucune
ne puisse être oubliée dans le ventre à la fin de l'opération.
b. L'épiploon est adhérent. Deux conditions peuvent se présenter ;
1° les adhérences ne sont que peu étendues. Alors il suffit de les
rompre, et au besoin d'appliquer immédiatement des pinces sur les
vaisseaux déchirés qui pourraient saigner, pour se conduire ensuite
comme on le fait lorsque l'épiploon n'est pas adhérent ; —— 2° les

adhérences sont très étendues ou générales. Dans ce cas encore, et moyennant les mêmes précautions en ce qui concerne l'hémostase , on cherchera à rendre l'epiploon libre. Si on reconnaissait qu'on n'y peut parvenir sans produire des déchirures dans la trame séreuse ou sans causer des hémorrhagies en nappe dont les suites sont toujours fort inquiétantes (et c'est là une condition tout à fait exceptionnelle , si nous en jugeons par ce que nous avons vu sur un groupe de plus de 150 ovariotomies et hystérotomies) , on renoncerait à décoller l'épiploon pour l'instant et on procéderait immédiatement au dégagement en bloc de la tumeur et du repli séreux qui la coiffe. Nous dirons plus loin ce qu'il resterait à faire.

Dégagement de la tumeur. Pour dégager la tumeur, en raison de sa texture, de son extrême vascularité et de sa friabilité , on ne peut ni la saisir avec des pinces , ni la traverser d'une anse de fil métallique qui servirait à la soulever et à l'entraîner. Il faut engager l'extrémité d'un ou de deux doigts au-dessous de son bord le plus déclive , faire porter la pulpe de ces doigts sur la face postérieure de la rate, la soulever doucement et l'engager de champ entre les lèvres de la plaie.

Dès qu'une portion de la tumeur aura pu être ainsi dégagée, les aides qui contiennent les parois ventrales exerceront avec leurs mains une légère pression de dehors en dedans et d'avant en arrière, de façon à faire glisser les lèvres de l'incision sur la surface de la rate, puis sur l'épiploon gastro-splénique et à s'opposer, d'une part, à l'issue des intestins et, de l'autre, à aider à l'issue de la tumeur, en agissant par expression. En même temps, le chirurgien saisissant la rate à pleine main, et n'agissant qu'avec la pulpe des doigts, la dirigera et l'entraînera complétement au dehors. Lorsque ce dégagement sera complet, les mains des aides seront recouvertes par la tumeur. Il faudra aussitôt soulever légèrement celle-ci et s'assurer qu'aucune portion d'intestin ou d'épiploon ne s'est échappée au dehors. S'il en était autrement, on refoulerait immédiatement toute partie herniée. On mettra ce temps à profit pour se rendre compte de la longueur de l'épiploon gastro-splénique, de sa largeur, du nombre, de l'importance et de la situation des vaisseaux qui le traversent; pour reconnaître exactement la situation de la queue du pancréas et la longueur du pont séreux qui unit cette queue à la rate; pour juger de la situation à donner à la ligature qui doit isoler l'un de l'autre ces deux organes; enfin pour se renseigner autant que possible sur l'état et les rapports des organes voisins.

Cet examen, qui peut être fait très-rapidement, terminé, les lèvres de la plaie des parois, toujours recouvertes de leurs linges chauffées, seront amenées, de chaque côté, au contact de l'épiploon gastro-splénique et maintenues dans cette situation par les aides qui n'oublieront pas qu'ils ont devant leurs doigts des vaisseaux du plus gros calibre. Les lèvres de l'incision seront maintenues pincées au-dessus et au-dessous du pédicule pour éviter plus sûrement l'issue de tout organe.

Adhérences. C'est ainsi que les choses se passèrent pour le cas auquel nous avons assisté. Mais si des adhérences unissaient la rate à des organes voisins, quelle conduite tenir? La règle genérale nous paraîtrait être celle-ci : détruire les adhérences aux dépens du feuillet séreux qui recouvre l'organe intéressé et non en décortiquant la rate, même la capsule de celle-ci étant hypertrophiée, sous peine de s'exposer à des hémorrhagies dont les suites pourraient devenir fatales. Appliquer immédiatement, et au fur et à mesure qu'ils sont produits, sur les points éraillés du péritoine, des pinces hémostatiques en quantité suffisante pour intercepter complétement le cours du sang. Éponger, aussitôt qu'on l'aperçoit, la plus minime partie de sang et non s'exposer à la laisser couler au fond de la cavité péritonale où elle irait former un caillot qu'on aurait bien des chances de ne plus retrouver plus tard. Cette conduite est possible sur toute l'étendue du feuillet séreux qui recouvre le tube digestif, sur l'épiploon et le mésentère. Quoique plus difficile à effectuer, elle serait encore réalisable sur les parties du diaphragme qui avoisinent les insertions de ce muscle. Mais si les adhérences portaient sur la partie la plus élevée de la voûte diaphragmatique, la compression par les pinces, en raison de la mobilité même de la surface et de l'appel de sang qui résulte de la contractilité musculaire, nous paraîtrait bien difficilement réalisable. A cette grave complication, on ne pourrait guère opposer que l'action coagulante de l'alcool concentré et nous l'avons vue rester insuffisante entre les mains habiles de M. Kœberlé. C'est ce qui nous porte à considérer l'existence de telles adhérences comme une contre-indication absolue de la splénotomie, et nous ajoutons que leur existence, avec un tel siége, nous paraît susceptible de pouvoir être toujours reconnue avant l'opération.

Une fois la tumeur ainsi libérée de toutes les adhérences qu'elle pourrait présenter et les pinces hémostatiques, placées sur les points susceptibles de saigner en nappe, étant laissées en place, le chirurgien pourrait en venir au troisième temps de l'opération. Mais auparavant, il nous reste à examiner la conduite à tenir en présence d'une autre complication qui peut se présenter et que nous avons fait entrevoir dès le début de ce paragraphe.

L'épiploon a été trouvé si adhérent à la tumeur splénique, qu'il n'a pu être détaché et qu'on s'est résigné à l'amener hors du ventre avec elle. Ici encore deux cas peuvent se produire. Après avoir eu la précaution d'entourer tout le pédicule de la tumeur d'une couronne formée de grosses éponges, afin d'absorber le sang au cas où il viendrait à en couler, on tenterait le décollement de l'épiploon avec les doigts et en s'aidant le moins possible de l'ongle. Tout point saignant serait aussitôt saisi dans une pince et celle-ci laissée en place. Nous ne croyons pas qu'il ne soit pas toujours possible de libérer de la sorte l'épiploon, qui n'adhère presque toujours très-fortement que sur quelques points isolés et assez peu étendus. L'épiploon dégagé serait enveloppé, avec les pinces attachées sur lui, dans une serviette chaude et le tout maintenu réduit vers l'angle supérieur de la plaie. Si pourtant, et contre toute attente, une grande portion d'épiploon paraissait ne pouvoir être décollée qu'au prix d'éraillures étendues qui prédisposeraient à l'hémorrhagie ou à une péritonite consécutive, il ne faudrait pas hésiter plus longtemps. On comprendrait dans une ligature en masse, portée aussi bas que possible sur sa partie libre, toute la largeur de l'épiploon adhérent, on serrerait cette ligature de façon à intercepter le cours du sang, puis, une ligne de pinces en T étant établie sans discontinuité sur le lambeau épiploïque adhérent à la rate, on inciserait entre le fil et les pinces. La portion d'épiploon liée, enveloppée dans une serviette chaude, serait placée à l'angle supérieur de la plaie, comme il a été dit plus haut, et on passerait au 3ᵉ temps.

3ᵉ temps : — *Ligature des vaisseaux spléniques, détachement de la tumeur.* La manière de procéder à ce troisième temps a varié pour les divers chirurgiens qui ont eu à l'exécuter ; elle a même été différente dans chaque cas pour les deux splénotomies pratiquées par M. Péan.

Quittenbaum, Küchler, M. S. Wells, M. Péan, dans sa première opération, M. Kœberlé ont fait la ligature séparée des diverses branches de vaisseaux spléniques, tantôt avec des fils de soie, tantôt avec

des fils fins d'argent (Péan) ; ils ont coupés ces fils au ras et ont
réduit l'épiploon gastro-splénique dans le ventre.

Examinons ce premier procédé. Il est toujours difficile à exécuter
et assez long. Il faut, si cela n'a déjà été fait, entourer l'épiploon gastro-splénique d'une couronne d'éponges afin d'empêcher l'action du
sang dans la cavité abdominale. Ce liquide coulera, en effet, à la suite
d'une simple piqûre d'aiguille ayant pour but de passer les fils et sans
lésions de vaisseaux importants. Un clamp linéaire, placé en travers
du pédicule, n'empêchera pas l'écoulement du sang, car si celui-ci
ne vient pas du côté de l'épiploon, il refluera du côté de la rate qui
en est gorgée. Il ne faudra pas appliquer moins de trois à quatre
ligatures de cette espèce, c'est-à-dire autant qu'il y a de divisions
primordiales des vaisseaux spléniques, il en faudra souvent davantage. Küchler, qui fit très-bien cette ligature séparée, eut le regret
d'omettre de lier une branche artérielle; ce qui occasionna une hémorrhagie qui emporta sa malade. M. S. Wells, après avoir appliqué un
clamp, lorsqu'il vit la veine splénique se rompre sous les manœuvres
de torsion, lia d'abord séparément deux artères et une veine, puis
le reste du pédicule en deux autres faisceaux, ce qui faisait cinq ligatures indépendantes. Malgré cela, il ne put éviter de comprendre
dans un de ses fils une portion du pancréas, danger qui, s'il eût pu
être sûrement évité, aurait peut-être été la principale raison qui eût
milité à nos yeux en faveur de la ligature séparée. M. Péan, chez
sa première opérée, appliqua quatre ligatures métalliques, coupa
celles-ci au ras, disposa un clamp linéaire, détacha la tumeur avec
le fer rouge et réduisit le pédicule dans le ventre. M. Kœberlé,
dans sa première opération, dut lier les vaisseaux, qui s'étalaient
sur une largeur de vingt-cinq centimètres au-devant du hile, en six
ou sept portions et finalement ramener ces diverses ligatures à ne
plus former que deux faisceaux avant de réduire le pédicule dans le
ventre. Est-il besoin d'insister sur ce que l'application d'un aussi
grand nombre de ligatures sur des surfaces aussi pourvues de gros
vaisseaux, aussi difficilement accessibles, tellement resserrées en
certains points, que le champ sur lequel le chirurgien doit agir représente à peine un centimètre de largeur, doit avoir de particulièrement pénible et délicat.

Le second procédé dont nous avons à parler : *ligature en masse
de l'épiploon gastro-splénique aussi près que possible du hile de la
rate et fixation du moignon entre les lèvres de la plaie des parois*

après détachement de la tumeur, nous paraît infiniment plus simple, plus rapide et non moins sûr dans les résultats qu'il donne.

L'opération se réduit à enserrer d'un seul coup le pédicule de la tumeur dans une anse de fil métallique dont les deux chefs sont engagés ensuite dans les coulisses d'un ligateur. Un fil de fer d'un certain diamètre convient parfaitement pour cela. Ce fil présente assez de rigidité pour pouvoir être dirigé avec facilité, même dans un espace très-étroit, sur le point que l'on veut étrangler ; il ne masque pas la vue et, quand il s'agit de saisir le petit pont pancréatico-splénique, il permet de s'assurer de la position exacte du pancréas, de maintenir et de préserver, au besoin, la queue de cet organe avec la palette fendue d'une sonde cannelée. Le fil bien en place, on trouve encore la possibilité de pouvoir exercer sur lui une constriction aussi énergique qu'il sera nécessaire sans causer d'ébranlement ni à l'épiploon, ni à la tumeur. Enfin, la fixation de ce pédicule à l'angle supérieur de la plaie, après détachement de la rate, met à l'abri d'un épanchement de sang à l'intérieur et de ses suites funestes ; en outre, il permet d'arrêter immédiatement une hémorrhagie, au cas où elle viendrait à se produire, par l'application facile d'une ou de plusieurs pinces hémostatiques laissées en dehors de la plaie et sous l'œil du chirurgien.

Aussi, en présence des avantages et des inconvénients qui paraissent appartenir à l'un et à l'autre de ces procédés, n'hésitons-nous pas, et nous déclarons que toutes nos préférences sont en faveur du second, que nous considérons comme applicable dans tous les cas. Nous examinerons, dans un instant, si nos préférences paraissent aussi bien fondées, en raison des phénomènes qui s'observent à la suite de l'opération.

L'épiploon gastro-splénique, lié par l'un ou l'autre procédé, il reste à détacher la tumeur en incisant au-dessus de la ou des ligatures. A ce moment, on doublera le nombre des éponges placées en couronne, car le tissu splénique étant gorgé de sang, il faut s'attendre à voir s'écouler un flot de ce liquide. On pourra incliner légèrement le corps du malade sur le côté gauche. Toutes les précautions prises, la section sera faite d'un seul coup et, au même moment, un aide entraînera rapidement la tumeur en dehors dans la direction d'un vase placé au-dessous d'elle pour la recevoir.

4ᵉ temps. Traitement du pédicule, fermeture du ventre. — Pendant toute la durée du troisième temps, les aides chargés de tenir les parois et de contenir les intestins n'ont pas cessé de les maintenir dans la disposition indiquée à la fin du deuxième temps. Une partie des éponges a été appliquée sur leurs mains. Ces éponges, devenues maintenant inutiles, sont retirées une à une en prenant la précaution de ne pas les exprimer dans la crainte de faire couler les liquides qui peuvent les imprégner. Puis le moignon épiploïque est soigneusement expurgé de tous les caillots qui peuvent encore le souiller; les ligatures sont vérifiées et on s'assure qu'aucun suintement de sang ne se fait par aucun point de la surface. Si cet épiploon doit être réduit dans le ventre, le chirurgien écarte alors les lèvres de la plaie, enlève les serviettes qui les recouvrent, éponge soigneusement les surfaces de section, et examine l'état des organes voisins : la grande courbure de l'estomac, le pancréas, la masse intestinale, etc. Il s'assure, en plongeant dans la cavité abdominale une fine éponge montée sur une pince, qu'aucun liquide, aucun caillot n'est tombé dans le ventre. S'il en était autrement, il les retirerait aussitôt et ne cesserait son examen qu'après qu'il aurait acquis la certitude qu'il ne reste aucun corps étranger. Puis, il retire toutes les éponges employées pour tenir le grand épiploon refoulé sous l'hypochondre, laisse retomber dans le ventre ce qui représente le pédicule de la tumeur, étale aussi régulièrement que possible le grand épiploon en avant des intestins, et procède enfin à la fermeture de la plaie des parois, sans laisser aucun espace non comprimé par les fils.

Au contraire, s'il a fait choix du second procédé, le pédicule se trouve maintenu hors du ventre à l'aide du ligateur. Le chirurgien procède encore comme dans le cas précédent, mais au moment de fermer la suture du ventre, il fixe le moignon de l'épiploon gastrosplénique vers l'angle supérieur de la plaie, en l'attirant entre les deux lèvres de celle-ci, de manière que la ligne formée par la ligature métallique arrive à peu près au niveau de la peau ou même à 1 ou 2 millimètres au-dessus d'elle.

Nous venons de passer en revue la conduite à tenir dans les cas simples. Voyons maintenant les nécessités commandées par la rupture des adhérences. Si les surfaces saignantes n'étaient pas très-étendues, ni très-profondes, il est fort probable que la compression exercée par les pinces hémostatiques, qni ont été laissées à demeure pendant tout le temps de l'opération, aura été suffisante à faire cesser tout suintement sanguin. S'il en était autrement, on appliquerait des ligatures perdues sur les points les plus éraillés au moyen de fils de soie très-fins qui seraient ensuite coupés au ras. Des ligatures perdues de cette espèce paraissent sans grande influence sur les suites de l'opération ; nous en avons vu placer de 10 à 15 au cours d'une gastrotomie, sans qu'il en soit rien résulté de fâcheux. On agirait de même pour l'épiploon, si quelques points seulement de sa surface restaient encore saignants. Au contraire, si une grande partie de ce repli séreux était si éraillée qu'elle fît redouter soit une hémorrhagie, soit une inflammation consécutive, M. Péan n'hésiterait pas, dans ce cas, à réséquer toute la portion endommagée, après l'avoir préalablement saisie dans une ligature en masse. Le moignon, qui résulte de cette section, est ensuite fixé entre les lèvres de la plaie à la manière d'un pédicule, et placé soit à côté du pédicule vrai de la tumeur, soit, pour le cas qui nous occupe, un peu au-dessous de lui et séparé du précédent par une suture entortillée. Enfin, si le grand épiploon, adhérant à la tumeur splénique, avait dû être partiellement excisé au moment du complet dégagement de celle-ci, le moignon qui aurait été alors formé et maintenu dans une serviette chauffée, vers l'angle supérieur de la plaie, serait encore traité comme celui qui n'aurait été fait qu'à un moment plus avancé de l'opération. Dans tous les cas, c'est donc hors de la cavité abdominale qu'il faut maintenir cette surface de section et la ligature métallique qui l'enserre.

La *fermeture du ventre* se fait, comme pour toutes les gastrotomies, au moyen d'une série de sutures alternativement à anses profondes et simplement entortillées, en allant de haut en bas. Les sutures profondes sont faites avec un fil de soie. M. Péan enfonce l'aiguille obliquement dans l'épaisseur de la paroi ventrale. Il pénètre, du côté de la peau, à environ 1 centimètre et demi de la ligne de section, de façon à ne comprendre guère dans le fil que 1 à 2 millimètres de péritoine de chaque côté. Quant aux fortes épingles qui doivent supporter les sutures entortillées, il n'est pas nécessaire de les faire arriver jusqu'au contact du péritoine. Une précaution plus importante consiste à affronter régulièrement entre eux les divers plans correspondants des deux lèvres de la plaie, et à n'employer ni fils ni épingles trop gros, ni surtout trop multipliés, sous peine de les voir déterminer par la suite des abcès qui sont une source de souffrances bien inutiles pour les malades, et un retard pour la guérison définitive.

Soins consécutifs. — Toute l'étendue de la plaie des parois étant réunie, une double ceinture de flanelle est passée autour du corps du malade, des feuilles de ouate, pliées en plusieurs doubles, sont appliquées sur l'abdomen et, au moyen du tout, on exerce une compression assez énergique sur la région. Cette compression a autant pour but de renforcer la suture, au cas où il surviendrait des efforts de vomissements, si communs après l'administration du chloroforme, que de diminuer les chances d'hémorrhagie, au cas où quelque partie de la surface du péritoine serait restée en mauvais état. Enfin dès le second jour qui suit l'opération, on établit une suture sèche collodionnée. De forts fils à ligature ayant été disposés parallèlement de chaque coté de la plaie et perpendiculairement à la direction de celle-ci, on enduit, en les y comprenant, toute la surface de l'abdomen d'une épaisse cuirasse de collodion riciné. Les fils, ainsi solidement fixés par l'une de leurs extrémités, sont restés libres par la seconde. Les extrémités opposées de deux fils qui se correspondent par la hauteur sont alors nouées entre elles. On obtient de la sorte un appareil de contention des plus puissants, en même temps qu'on met à profit les propriétés antiphlogistiques des cuirasses collodionnées vantées par M. Robert de Latour. Si quelque symptôme vient faire appréhender la possibilité d'une péritonite, des sacs de glace sont tenus en permanence sur le ventre.

Les soins consécutifs, notamment le régime, ont un grande importance. Il n'en est pas de même des agents médicaux auxquels pourtant quelques chirurgiens ont voulu attribuer une part très-prépondérante, au point de vue du résultat à attendre des gastrotomies. C'est, du moins, l'opinion de M. Péan et il a pu, à maintes reprises, modifier l'administration de ces agents médicaux de bien des façons ou même les supprimer à peu près complétement, sans qu'il ait pu saisir à la suite des modifications bien sensibles. Le premier jour, les malades sont tenues à une diète à peu près complète, afin de ne pas éveiller les vomissements ou, au moins, de les rendre aussi peu abondants que possible. Elles sont sondées toutes les trois ou quatre heures. La température de la chambre est tenue entre 20 et 24° cent. On n'y laisse pénétrer qu'un demi-jour et on assure à la malade la tranquillité la plus complète.

Dès la nuit qui suit, on accorde aux malades quelques aliments liquides : du lait, du bouillon froid, de la vieille eau-de-vie ou du rhum à doses assez fortes et coupés d'eau pour étancher la soif. Si des douleurs se font sentir dans l'abdomen, on applique un suppositoire avec 0,02 de morphine. Mêmes soins et même régime le lendemain. Communément dans cette seconde journée commence la fièvre de réaction. A ce moment aussi on commence l'administration du sulfate de quinine à petites doses fractionnées, soit par la bouche, soit par le rectum. S'il y a un peu de météorisme ou si, le troisième jour, il ne s'est pas produit de selle, on administre des lavements très-faiblement laxatifs, au besoin du calomel à doses fractionnées. On continue l'administration du bouillon froid, du lait, de l'eau-de-vie ou du rhum ; on donne des fragments de glace si les vomissements persistent.

Ce n'est qu'à partir du quatrième ou du cinquième jour, alors que, dans les cas qui paraissent devoir se terminer favorablement, la fièvre de réaction est en grande partie éteinte, qu'on se rend au désir des malades qui réclament avec énergie des aliments solides. On observe dans l'adminisiration de ceux-ci une graduation sévère et prudente et ce n'est guère qu'après le douzième ou le quinzième jour après l'opération que les malades peuvent être à peu près rendues à leur régime ordinaire.

Ce que nous venons de dire des soins consécutifs s'applique beaucoup plutôt au traitement consécutif des gastrotomies en général qu'à celui de la splénotomie en particulier. On saisira facilement le motif qui nous oblige à parler à peu près exclusivement ici par analogie. Mais un point qui appartient en propre à la splénotomie nous reste à examiner. C'est celui qui se rapporte au pédicule traité suivant l'un ou l'autre procédé que nous avons indiqué.

Le moignon de l'épiploon gastro-splénique étant réduit dans le ventre et laissé libre, on est en droit de se demander comment il se comportera par rapport aux organes voisins et ce que deviendront les fils employés pour former les ligatures. Nous ne reviendrons plus sur la possibilité d'hémorrhagies fatales résultant de ligatures insuffisantes. (Obs. de Küchler.) Cet épiploon est trop court pour qu'il puisse aller prendre une adhérence sur un point de l'abdomen et déterminer des accidents de compression ou d'occlusion. Tout au plus, si pareil fait se produisait, sur un point du colon par exemple, en résulterait-il des tiraillements qui pourraient déterminer des troubles de la digestion et des douleurs gastralgiques ou entaralgiques plus ou moins vives.

La possibilité de ce résultat imparfait, tout en restant à considérer au point de vue des suites de l'opération, ne constituerait pas, toutefois, une terminaison absolument défavorable. D'ailleurs, nous allons

au-devant des faits en admettant qu'il puisse se produire, car nous
ne l'avons jamais vu se présenter, à la suite d'ovariotomies, que
lorsque de larges surfaces d'epiploon, encore saignantes au moment
de la fermeture du ventre, avaient été librement abandonnées dans la
cavité abdominale. M. Péan a paré depuis à cet accident en prenant
la précaution de soutenir et de fixer en avant ces longs lambeaux
séreux, de façon à ne pas leur permettre d'aller tomber dans le fond
du bassin, d'y adhérer et d'y former des brides plus ou moins
rigides.

Maintenant que deviennent les petits fils d'argent employés par le
même chirurgien pour former les ligatures sur l'épiploon ? Si on peut
penser que des fils végétaux soient résorbés, ce serait se bercer
d'un espoir trompeur que d'admettre que des fils métalliques aient
la même destinée. Nous n'avons jamais été à même de vérifier ce
fait par l'autopsie, si ce n'est dans deux cas de suture de l'intestin
par adossement des séreuses. Dans ces deux cas, nous avons retrou-
vé, trois et six jours après leur application, les fils enkystés au
milieu des tissus et la perte de substance complétement comblée.
Nous admettrions volontiers qu'il dût encore en être de même pour
les fils portés par l'épiploon gastro-splénique.

Nous avons déjà indiqué notre préférence en faveur du second
procédé : fixation du moignon de l'épiploon gastro-splénique entre
les lèvres de la plaie. Nous avons dit qu'il nous paraissait d'une exécution plus facile et plus prompte que le premier et que, à nos yeux,
il représentait un procédé plus sûr en permettant un examen cons-
tant et une intervention rapide, en cas d'hémorrhagie. Nous ajoute-
rons que dans le cas que nous avons pu observer, nous n'avons pas
remarqué que la briéveté de cet épiploon, en immobilisant plus ou
moins la grande courbure de l'estomac, soit devenue pour la malade
une source de gêne ou de douleurs. Cette femme, qui vomissait
constamment avant l'opération, n'a plus vomi qu'une fois pendant
le cours du traitement. Elle n'a pas eu de gastralgie. Si, depuis la
convalescence, d'autres rejets alimentaires sont survenus, ils sont
imputables à la dyspepsie, qui de tout temps a tourmenté la malade,
et doivent être rattachés à des troubles nerveux, comme le démon-
tre le traitement. En effet, M. le docteur Rouhier a fait disparaître ces
accidents en prescrivant des lavages généraux à l'eau froide et des
pratiques hydrothérapiques. Il ne reste au niveau de la soudure de
cet épiploon aucune grosseur, nulle douleur, nul tiraillement, aucun

signe, en un mot, qui attire l'attention de la malade, qui ne se plaint
aucunement de cette région.

EXAMEN DES PHÉNOMÈNES CONSÉCUTIFS A L'EXTIRPATION DE LA RATE
CHEZ L'HOMME.

Cet examen porte sur les deux malades guéries qu'il nous a été
donné d'observer. Notre attention s'est fixée plus particulièrement sur
la recherche des divers phénomènes qui ont été mis en cause au
sujet de l'exposition de la physiologie de la rate. M. le professeur
Robin a bien voulu examiner de nouveau les deux malades et s'assurer de l'exactitude de nos recherches. En outre il a eu l'extrême
bienveillance de procéder lui-même à un nouvel examen du sang et de
nous communiquer les résultats dans une note que l'on trouvera plus
loin. Nous lui renouvelons l'expression de notre profonde gratitude.

Examen de l'opérée de 1867 (Mlle A. C. obs. XVI). Cette malade
fut examinée une première fois, en février et en mars 1869, par
M. Robin. L'opération remontait alors à 18 mois. Voici, en résumé,
ce qui fut alors observé[1]. L'apparence générale est très-satisfaisante.
teint rose, ni maigreur, ni embonpoint exagéré. La malade est impressionnable, sujette à des palpitations, mais on ne trouve de bruit
de souffle ni aux carotides, ni sur l'aorte ; les bruits et battements du
cœur sont tout à fait normaux. Menstruation régulière, pendant dix
jours chaque mois, et écoulement d'un sang bien rouge. Rien de
particulier en ce qui touche soit l'appétit, soit la digestion des solides et des liquides, sauf de l'inappétence pour les aliments gras que
Mlle C. a toujours eue, même avant le début de sa maladie. Quelle
que soit la quantité des aliments ou des boissons ingerés, il ne se
produit pas de gonflement, ni douleurs dans les hypochondres. Le foie
est tout à fait normal. Aucun ganglion lymphatique n'est augmenté
de volume, ni aux aines, ni aux aisselles, au cou ou à la tête. La thyréoïde est plutôt petite que développée.

L'examen du sang, fait comparativement avec celui de l'observa-
teur et celui d'un élève, n'a pas donné de différences sensibles de
l'un à l'autre pour le nombre des globules rouges, comptés dans les
divisions du micromètre. « Quant aux leucocytes, tandis que mon

---

1. Voyez la relation complète in Dict. enc. des sc. méd, 3ᵉ série, t. II, 2ᵉ partie
Art. Rate, p. 246.

Bariault.   5

sang en donnait 1 p. 330 hématies, celui de l'étudiant 1 p. 300, cel
de l'opérée en contenait 1 p. 250 à 260. Au premier coup d'œil aussi,
on était frappé de la plus grande largeur des hématies de celle-ci,
qui était de $0^{mm},0080$, tandis que celui des trois hommes était de
$0^{mm},0072$. Parmi les globules blancs, comptent les globulins qui
étaient très-sensiblement plus nombreux dans le sang de l'opérée que
dans le nôtre. » (Robin).

Depuis, la santé de Mlle C.... paraît s'être affermie et l'opérée a
vu complétement disparaître, depuis deux ans, quelques accidents
comme les palpitations, qui l'avaient souvent tourmentée. Actuellement, elle présente tous les attributs d'une santé parfaite : l'embonpoint est bien proportionné à ce qu'il doit être relativement à l'âge,
le teint est clair, la peau du visage rosée, celle du corps parfaitement
blanche. Un seul point est à noter, c'est un léger dépôt de pigment
sur les pommettes, qui les teinte d'une nuance bistre très-peu
accusée.

L'appétit est resté bon et normal, très régulier. Mlle C. fait deux
repas par jour, qu'elle peut prendre copieux ou très-sobres, à
volonté, même à des heures irrégulières, sans en éprouver jamais
d'incommodité. Elle s'accommode de tous les aliments, à part les
aliments gras pour lesquels elle éprouve toujours la même répugnance. Elle n'éprouve jamais de vomissement et les digestions se
font habituellement bien et sans douleur. Elle ressent quelquefois un
peu de torpeur après le repas, mais ce phénomène n'est pas fré-
quent. Le plus souvent, il n'y a aucune espèce de malaise, de pesanteur ni de ballonnement dans la région des hypochondres, ni immé
diatement après le repas, ni quatre ou cinq heures plus tard.
L'influence des boissons prises en quantité modérée n'est pas non
plus appréciable. Mais l'opérée ayant essayé, à diverses reprises,
d'ingérer des boissons aqueuses en grande quantité et pouvant être
évaluées à un volume de deux à trois litres, pris en quelques heures,
il s'est produit à chaque fois un fait intéressant. « Il me semblait,
raconte la malade, qu'une tumeur se formait dans mon ventre, et,
en réalité, je pouvais m'assurer que l'abdomen avait augmenté de
volume, principalement du côté gauche qui était devenu plus développé, plus saillant, plus dur et plus tendu que sa moitié correspon-
dante. » Ce phénomène, que nous n'avons pu vérifier, mais que nous
avons lieu de considérer comme exact d'après le récit et l'affirma-
tion de la malade, trouverait une explication fort rationnelle. La

rate, qui augmente de volume, à l'état normal, après l'ingestion des boissons, faisant défaut, celles-ci doivent nécessairement s'accumuler dans les veines, après absorption intestinale, et les distendre dans une proportion qui varie avec la quantité du liquide absorbé. Mais cette distension n'est sans doute appréciable qu'après une ingestion de boisson assez considérable, faite dans un temps relativement court. Lorsque Mlle C.... prend des boissons en quantité moins considérable, mais encore insolite, elle ressent du malaise, un peu de torpeur, et du ballonnement abdominal.

L'opérée n'a jamais présenté aucun symptôme pouvant être rattaché à la fonction du foie. Cet organe est normal; son bord tranchant déborde à peine le rebord des fausses côtes.

Les efforts violents, la marche, la course, l'ascension d'un lieu élevé ne provoquent pas d'essoufflement anormal. Toutefois, il n'en a pas toujours été ainsi et il n'y a guère que deux ans que la malade a vu cesser des palpitations qui la tourmentaient après ces divers exercices. Il en était de même sous l'influence des causes morales les plus légères; actuellement, ces causes n'ont plus une action aussi prononcée sur le cœur. Nous parlerons plus tard de l'impressionnabilité.

La résistance à la fatigue et aux causes débilitantes est normale; les veilles, les excès, en plus ou en moins, ne paraissent pas avoir un retentissement bien manifeste.

La menstruation est restée ce qu'elle était auparavant. Elle affecte une périodicité de 28 jours et une durée de 10 jours. Pas de symptômes prémonitoires ; environ une demi-heure seulement avant que l'écoulement apparaisse, quelques douleurs se font sentir. L'écoulement reste égal pendant les 8 premiers jours, il cesse le 9e et reparaît très-fort le 10e. Le sang évacué est bien rouge et toujours en abondance. Sous l'influence d'une impression vive, les règles, quelle que soit l'époque du mois, apparaissent. Lorsque cela arrive, ces menstrues supplémentaires ont la même durée et la même abondance que les règles régulières et elles n'empêchent pas la menstruation suivante de se produire à l'époque même qu'elle devait avoir. Il y a eu seulement une époque menstruelle en plus et les règles, en réalité, se trouvent avoir flué pendant vingt jours sur vingt-huit. Pas de leucorrhée.

Il n'y a pas d'hypertrophie appréciable des ganglions, ni à l'abdomen, aux aines, aux aisselles, à la poitrine, ni au cou. Pas de bruit de souffle au cœur, ni sur les gros vaisseaux. Les cheveux sont restés abondants, sans jamais tomber. L'état des parois abdominales ne laisse rien à désirer : elles ne portent pas de vergétures, ne sont aucunement relachées et rien ne permettrait de supposer qu'elles aient été distendues par une volumineuse tumeur. La cicatrice résultant de l'opération est elle-même fort peu apparente. Elle n'a guère que 8^{mm} de large et forme une ligne très régulière sans aucune rétraction ; ses bords sont un peu bruns et, au premier abord, on pourrait croire à une ligne blanche teintée d'un peu de pigment.

Le fait qui frappe le plus chez Mlle C., c'est son extrême impressionnabilité nerveuse. Un bruit inattendu, pendant qu'on cause avec elle, la fait fortement tressaillir. Son humeur est très-mobile et elle-même nous rapporte qu'elle est très-sujette à la colère et qu'elle ne parvient que difficilement à dominer ce sentiment. Un autre phénomène nerveux dont elle est tourmentée, est la peur, lorsqu'elle se trouve seule. Durant le jour, elle en est à l'abri ; mais la nuit, elle ne saurait se résigner à rester seule dans une chambre sans lumière, même pendant le sommeil. Pendant ces instants de solitude, elle a été tourmentée parfois par des idées sinistres et même par des idées de suicide. Mlle C. a eu, jusqu'à il y a deux ans, des douleurs névralgiques. Ces douleurs ont disparu en même temps que les palpitations. Mais depuis, ces accidents ont été remplacés par des éruptions d'urticaire qui ont des retours assez fréquents et n'affectent aucune régularité dans leur siége.

Examen de l'opérée d'avril 1876 (*M* D. obs XIX).

L'apparence générale de Mme D. est également très-satisfaisante. Le teint est beaucoup moins pâle qu'avant l'opération; la teinte grisâtre de la peau a beaucoup diminué, la légère coloration jaune de la sclérotique a disparu. Cette dame a beaucoup engraissé depuis trois mois et demi. Sa famille et elle-même assurent qu'elle a grandi ; des vêtements d'une longueur convenable avant l'opération, sont devenus trop courts. Nous-mêmes avons été frappé du changement survenu dans la taille de la malade, lorsque nous la revîmes pour la première fois, deux mois après sa sortie de la maison de santé. Serait-ce que Mme D , gênée par la présence de la tumeur, se tenait un peu courbée sur elle-même avant l'opération ou bien y a-t-il eu réellement croissance ? M. Robin, à qui nous faisions part de cette remarque, ne considérait pas cette croissance tardive comme impossible, en tenant compte de l'âge de l'opérée qui n'a pas encore atteint vingt-cinq ans. Nous croyons devoir noter cette remarque, sans y insister toutefois, faute de données absolument certaines.

L'appétit est resté peu actif, comme il l'était déjà avant l'opération. Il n'a guère été vif que pendant la première semaine qui a suivi celle-ci. Malgré l'usage des préparations amères, toniques et stimulantes, Mme D. est toujours obligée de surmonter une certaine répugnance avant de se mettre à table. Elle fait trois repas par jour, peu copieux, non par raison, mais faute d'appétit bien vif. Elle a conservé la répugnance qu'elle éprouvait auparavant pour toutes les viandes sans exception et aussi pour le pain. Elle ne désire que des légumes et ne sait pas assez, dans la composition de son régime, s'imposer de vaincre son dégoût pour la viande. Assez souvent elle se sent prise de torpeur à la fin du repas ou même pendant sa durée. Elle ne consent à boire qu'en petite quantité et uniquement du vin coupé d'eau. Elle a éprouvé des vomissements alimentaires pendant sa convalescence ; son médecin, M. le docteur Rouhier, les a fait disparaître au moyen de lavages quotidiens de tout le corps à l'eau froide. Malgré cela, ils reparaissent encore quelquefois. Ses digestions sont habituellement un peu lentes et s'accompagnent assez souvent de ballonnement limité à l'épigastre.

Comme chez Mlle C. le volume du foie est complétement normal ; il atteint à peine, par en bas, le rebord des fausses côtes. Nous avons dit déjà que la teinte subictérique avait disparu.

Mme D.... éprouve des palpitations fréquentes sous l'influence d'une cause soit morale, soit physique. Elle s'essoufle assez facilement par la marche ou l'effort. Du reste, elle se sent peu portée au mouvement. Elle éprouve parfois un peu de dyspnée. Elle ne présente que peu de résistance à la fatigue et aux causes débilitantes, s'accommode mal des veilles et se sent prise de défaillances si elle laisse passer l'heure habituelle des repas sans prendre de nourriture, bien que cet acte lui répugne. Mais ces divers phénomènes n'ont encore que peu de signification, en raison du peu de temps qui s'est écoulé depuis l'opération.

Les règles n'ont pas encore reparu, mais — fait qui ne s'était jamais produit jusque-là, — un écoulement leucorrhéique s'est montré qui n'a duré que quelques jours. Il n'y a aucune augmentation de volume appréciable des ganglions de l'abdomen, des aines, des aisselles, ni du cou. Il existe un bruit de souffle intermittent, au premier temps du cœur et à la pointe. Mme D. perd ses cheveux en assez grande quantité. La cicatrice est d'un rouge violacé, large de plus d'un centimètre. Il n'y a pas d'éventration, quoique les parois abdominales soient toujours relâchées, principalement du côté gauche ; le flanc gauche paraît encore plus saillant que le droit. De même l'hypochondre gauche semble un peu affaissé et le droit fait, en avant, une saillie un peu plus accusée. On n'observe rien de semblable chez Mlle C. Chez ces deux personnes, la région de la rate est complétement sonore à la percussion. Mlle C. dit que la moitié droite de son corps lui paraît plus lourde que la gauche; Mme D. ne ressent rien d'analogue.

Mais Mme D. ne paraît guère moins nerveuse et impressionnable que sa compagne. Comme elle, elle présente une assez grande mobilité d'humeur ; elle a à lutter contre sa susceptibilité et la propension à se mettre en colère. Elle redoute la solitude, non qu'elle ait peur, mais à cause des idées noires qui viennent alors assaillir son esprit. C'est surtout pendant la nuit que ces idées deviennent pénibles; le suicide y apparaît parfois; les cauchemars, moins affreux qu'autrefois. n'ont pas complétement cessé. Enfin, comme Mlle C... le fut à une certaine période de sa vie, Mme D. est actuellement fortement névropathique. Elle est sujette à des névralgies assez fréquentes, qui affectent des siéges divers où elles reparaissent à tour de rôle. Ce sont la face, les nerfs intercostaux, les parois abdominales et surtout le voisinage de l'aine. Ces douleurs paraissent se localiser bien plus souvent sur la moitié gauche du corps que sur la droite.

Voici maintenant la note que M. Robin a bien voulu nous remettre. et dans laquelle il a consigné les résultats de l'examen du sang des deux opérées; ces examens ont été faits les 4 et 5 août 1876.

1° *Examen du sang de la première opérée.* (Obs. XVI). — « Sur « l'opérée de 1867, dont j'avais observé le sang en 1869 (Art. RATE. « *Dict. encyclopédique de médecine*), le 5 août dernier, nous avons « constaté que les globules blancs étaient sensiblement moins nom- « breux que lors du premier examen. Leur nombre n'était plus que « de un pour 300 hématies. Les petits leucocytes ou *globulins* n'é- « taient pas plus nombreux que dans le sang normal des adultes. Ils « étaient, en d'autres termes, manifestement moins nombreux que « lors de l'examen de 1869.

« Les hématies nous ont offert un diamètre variant entre $0^{mm},0070$

« et 0^{mm},0080. Il y en avait plus qui avaient le diamètre normal de
« 0^{mm},0073 que lors du premier examen. Mais, au contraire, les pe-
« tites hématies, sphériques, devenant promptement d'aspect fram-
« boisé, étaient bien plus nombreuses qu'en 1869, et on en comptait
« une pour 20 des hématies biconcaves.

2e *Examen du sang de la deuxième opérée* (obs. XIX). « Nous
« avons observé que les globules rouges étaient manifestement plus
« gros que ceux d'un homme bien portant. Leur diamètre était de
« 0 ,0080 à 0 ,0085. Ils avaient une plus grande tendance à se ré-
« unir en pile que dans les conditions normales.

« Ce qui frappait le plus dans ces préparations, c'est que le dixiè-
« me environ du nombre des globules rouges était représenté par des
« hématies ayant depuis la moitié seulement du diamètre des autres,
« jusqu'à 0 ,0060. Au lieu d'être biconcaves, tous étaient sphéri-
« ques, d'un rouge un peu plus foncé sous le microscope que les
« précédents bien que solubles dans l'eau et dans l'acide acétique
« comme eux et tout à fait dépourvus de noyau. Enfin ces hématies
« se sont hérissées de petites pointes et saillies, les premiers assez
« longtemps avant que les hématies biconcaves aient présenté ce
« premier état d'altération cadavérique.

« Les leucocytes étaient sensiblement plus nombreux qu'à l'ordi-
« naire ; on en comptait environ un pour deux cents. Ils nous ont of-
« fert les caractères physico-chimiques, les déformations amiboïdes
« et les réactions habituelles au contact de l'eau et de l'acide acéti-
« que. Les petits leucocytes ou *globulins* existaient anssi, mais en pe-
« tit nombre. On en comptait environ *un* pour 18 à 20 des leucocytes
« ordinaires. »

De cette étude déjà longue, et surtout de l'examen des différents
faits relatés dans le dernier chapitre, nous ne voulons tirer qu'une
conclusion générale.

Quoique tout porte à penser actuellement que l'extirpation de la
rate ne puisse rester sans influence sur l'économie et sur l'ensemble
des fonctions des êtres qui l'ont subie, il faut convenir qu'il est
encore à peu près impossible de définir quelles modifications paraissent en résulter directement. Ce que l'on peut avancer, c'est que
rien dans l'exécution des principales fonctions, ni dans la santé générale des deux malades privées de rate que nous avons pu observer,

ne vient indiquer des troubles importants. Cette apparente innocuité de l'extirpation de la rate, déjà établie pour l'une des malades par une période de neuf années, si elle vient encore à être corroborée par l'observation de la seconde opérée, devra contribuer à légitimer, dans une certaine mesure, l'opération de la splénotomie dans les cas, extrêmement rares, d'ailleurs, où une intervention chirurgicale aussi hardie peut paraître indiquée.

Clinique médicale, par le docteur Noël GUENEAU DE MUSSY, médecin de l'Hôtel-Dieu, membre de l'Académie de médecine, etc. 2 vol. in-8 .... 24 fr. »

Des névroses menstruelles ou la menstruation dans ses rapports avec les maladies nerveuses et mentales, par le docteur BERTHIER, inspecteur-adjoint des aliénés de la Seine, médecin expert près le tribunal civil, 1 vol. in-8 .... 5 fr. »

Manuel de prothèse ou de mécanique dentaire, par O. COLES, chirurgien-dentiste à l'hôpital spécial de Londres, traduit par le docteur G. DARIN, 1 vol. in-8, 150 figures dans le texte .... 6 fr. »

Leçons sur les maladies du système nerveux, faites à la Salpêtrière, par le docteur CHARCOT, professeur à la Faculté de médecine de Paris, recueillies et publiées par le docteur BOURNEVILLE, 2e édition revue et augmentée, tome 1er 1 vol. in-8, avec 27 figures dans le texte, 9 planches en chromolithographie et une eau forte ; le vol. cartonné .... 13 fr. »

    Tome 2e, — 1er fascicule : Anomalies de l'ataxie locomotrice ; 2e fascicule : De la compression lente de la moelle épinière. In-8, avec 2 planches, prix de chaque fascicule .... 2 fr. »

    3e fascicule, — Des amyotrophies spinales, in-8, avec fig. et pl.... 4 fr. »

Traité pratique des maladies du cœur, par FRIEDREICH. Ouvrage traduit de l'allemand par les docteurs LORGER et DOYON. 1 v. in-8 cartonné .... 10 fr. »

Leçons sur le strabisme, les paralysies oculaires, le nystagmus, le blépharospasme, etc., professées par F. PANAS, chirurgien de l'hôpital Lariboisière, professeur agrégé à la Faculté de médecine de Paris, chargé du cours complémentaire d'ophthalmologie, etc., rédigées et publiées par G. LOREY, interne des hôpitaux ; revues par le professeur, 1 v. in-8, avec 10 fig. dans le texte. 5 fr. »

Traité de médecine légale et de jurisprudence médicale, par LEGRAND DU SAULLE, médecin de l'hôpital de Bicêtre (service des aliénés), médecin expert près les tribunaux, etc. 1 fort vol. in-8 .... 18 fr. »

Des vues longues, courtes et faibles, et de leur traitement par l'emploi scientifique des lunettes, par SOELBERG WELLS, professeur d'ophthalmologie à King's College, de Londres, etc., ouvrage traduit sur la 4e édition par le docteur G. DARIN. 1 vol. in-8, avec figures .... 4 fr. »

Traité élémentaire des maladies de la peau, par A. GAILLETON, ex-chirurgien en chef de l'Antiquaille, chirurgien en chef des Chazeaux (maladies cutanées et vénériennes). 1 vol. in-8 .... 6 fr. »

Maladies de l'oreille, nature, diagnostic et traitement, par le professeur JOSEPH TOYNBEE, avec un supplément par JAMES HINTON, chirurgien auriste à Guy's hospital, traduit et annoté par le docteur DARIN. 1 vol. in-8, avec 99 figures dans le texte. 8 fr. 50

Manuel médical des eaux minérales, par le docteur LE BRET, médecin-inspecteur honoraire des eaux de Baréges, président de la Société d'hydrologie médicale de Paris. 1873-74, etc. 1 vol. in-12 .... 5 fr. 50

Clinique médicale des affections du cœur et de l'aorte, observations de médecine traduites de l'anglais par le docteur BARELLA, membre de l'Académie royale de médecine de Belgique, etc. (le tome 1er est en vente, le tome II paraîtra prochainement), in-8 .... 6 fr. »

Étude clinique de la phthisie galopante, preuves expérimentales de la non-spécificité et de la non-inoculabilité des phthisies, par le docteur METZQUER ; ouvrage précédé d'une préface de M. le professeur FELTZ, in-8 .... 4 fr. »

Des infiniment petits rencontrés chez les cholériques, étiologie, prophylaxie et traitement du choléra, avec planches micrographiques, par le docteur G. DANET. 1 vol. in-8 .... 5 fr. »

La pierre dans la vessie, avec indications spéciales sur les moyens de la prévenir, ses premiers symptômes et son traitement par la lithotritie, par WALTER J. COULSON, chirurgien à St-Peter's Hospital, pour la pierre et les autres maladies des organes urinaires. Traduit de l'anglais par le docteur H. PICARD. In-8 .... 3 fr. »

Histoire de la vaccination. Recherches historiques et critiques sur les divers moyens de prophylaxie thérapeutique employés contre la variole depuis l'origine de celle-ci jusqu'à nos jours, par le docteur E. MONTEILS, médecin des épidémies. 1 vol. in-8 .... 7 fr. »

Des kystes séreux et acéphalocystiques de la rate. Historique de la splénotomie suivi de quelques réflexions sur les conséquences de cette opération, par M. le Dr MAGDELAIN, in-8 .... 2 fr. »

Paris —Typ. A. PARENT, imprimeur de la Faculté de Médecine, r. M.-le-Prince, 29-31